本草述錄

（末附臟腑用藥）

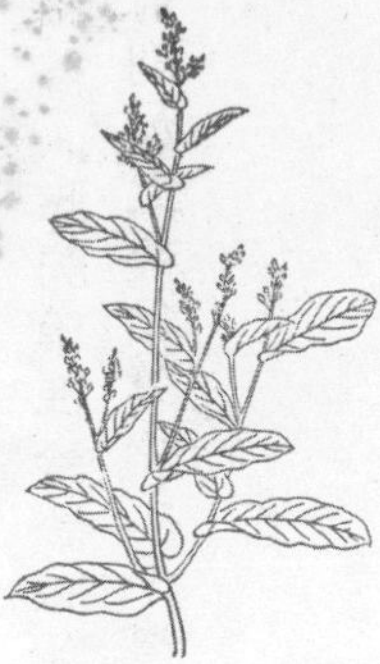

張琦 撰

中醫臨床經典 ⑱

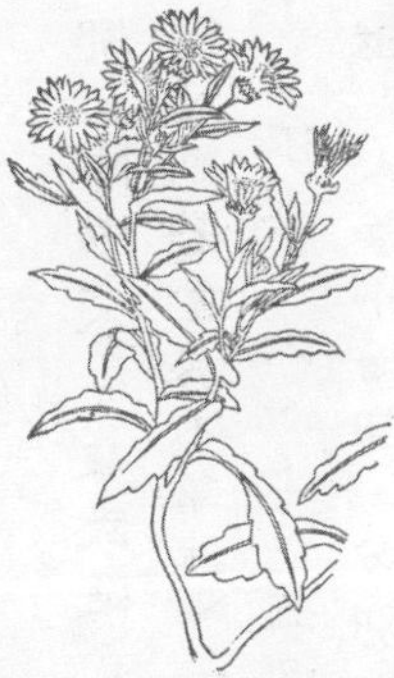

文興出版事業

【出版序】

本書作者為清朝•張琦，字翰風、宛鄰，陽湖（今江蘇武進）人，成書約於道光九年（西元一八二九年）。書中內容是張氏於劉若金《本草述》基礎下節錄而成的，使全書更具實用性，全文共分六卷，並依水、火、土、五金、石、鹵石、草、穀、菜、果、木、蟲、鱗、介、禽、獸、人等十七部，分別敘述藥物近五百種，對各藥述及其性味、功能、主治，有的還載及別名、歸經、藥理、附方、宜忌等。

至同治九年（西元一八七〇年），蔣溶（字文舟）再將本書加以輯補，改分八卷，成書亦名《本草述錄》，又名《萃金裘本草述錄》。此次本公司據清朝宛鄰叢書本，刊印張氏《本草述錄》原本，字跡優美，方便讀者閱覽。而書末選錄民國•林恭箴所著《臟腑藥性論診脈訣》之臟腑用藥文字，更加添增本書之臨床應用價值，書前則加上部分藥物之手繪圖，希望能給予本書一個嶄新的面貌。

發行人

洪心容 丙戌年

本草述錄目錄

此名曰十八反見千金方

人參 沙參 元參 丹參 苦參 細辛 芍藥

反 藜蘆

甘遂 大戟 芫花 海藻

反 甘草

柴胡 前胡

反 杜若

貝母 半夏 括蔞 白歛 白芨

反 烏頭

甘草【卷二】第五一頁

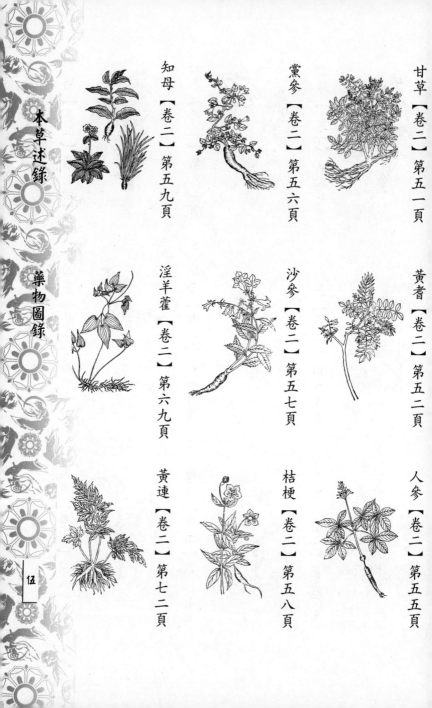

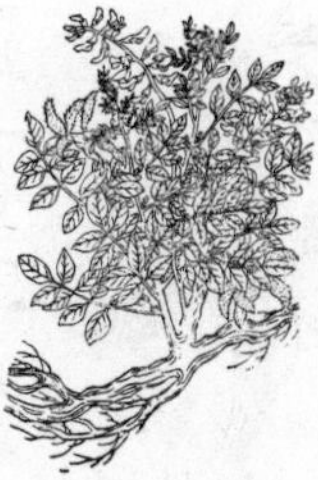

黃耆【卷二】第五二頁

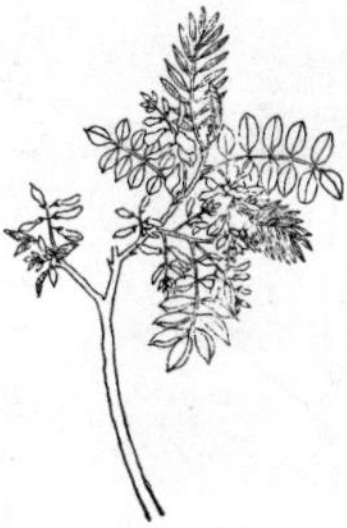

人參【卷二】第五五頁

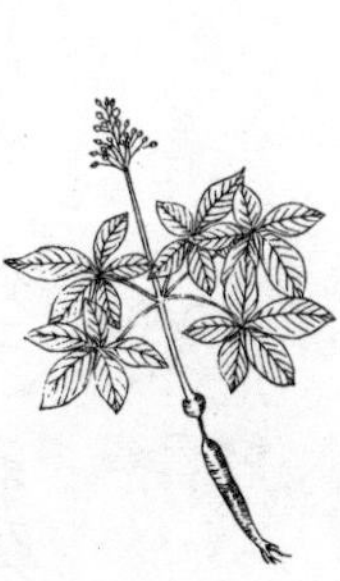

黨參【卷二】第五六頁

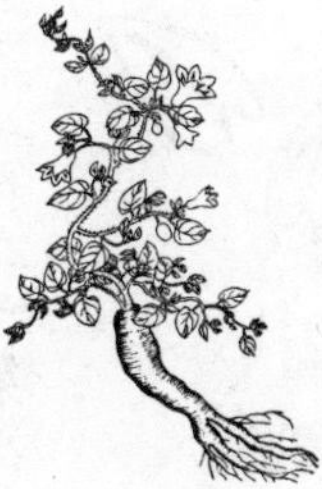

沙參【卷二】第五七頁

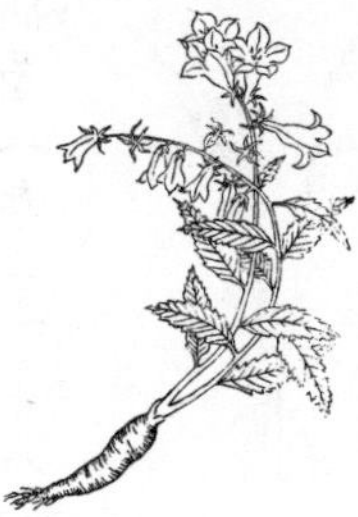

桔梗【卷二】第五八頁

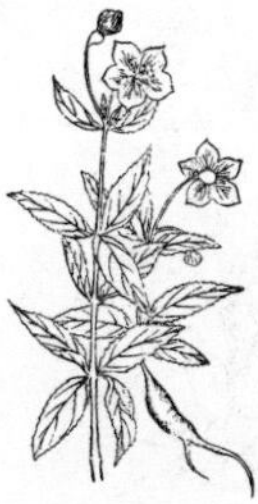

知母【卷二】第五九頁

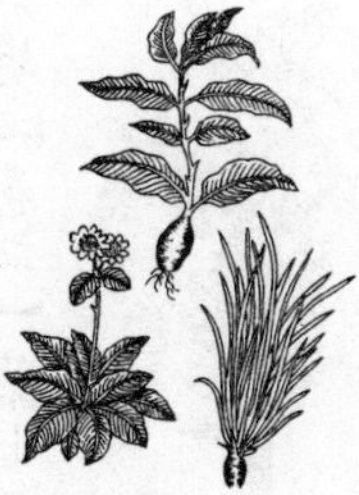

淫羊藿【卷二】第六九頁

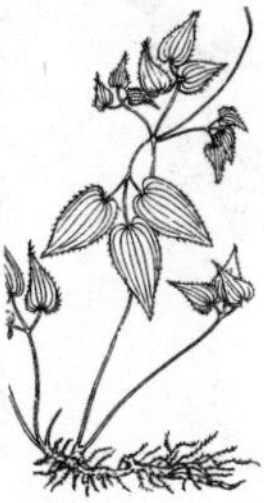

黃連【卷二】第七二頁

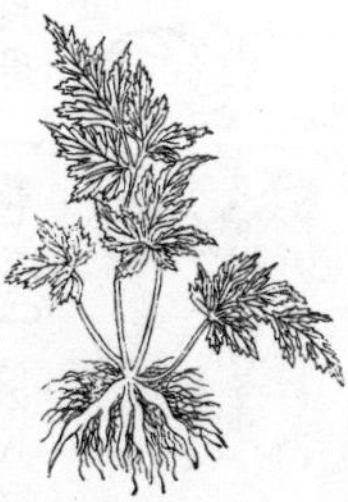

柴胡【卷二】第七四頁

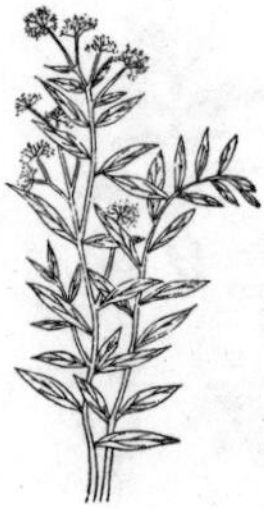

苦參【卷二】第七六頁

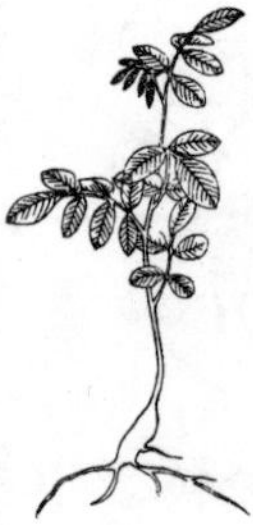

貝母【卷二】第八〇頁

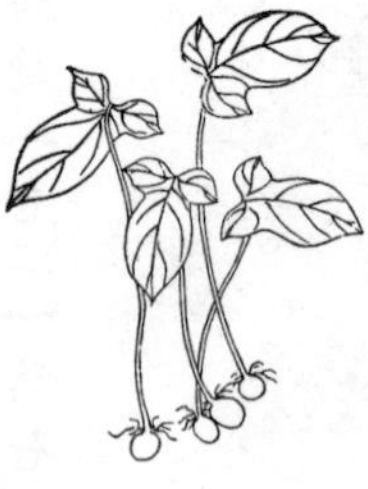

細辛【卷二】第八一頁

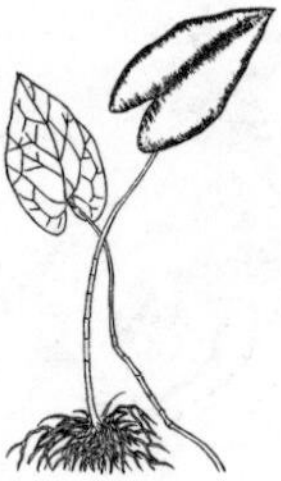

仙茅【卷二】第八六頁

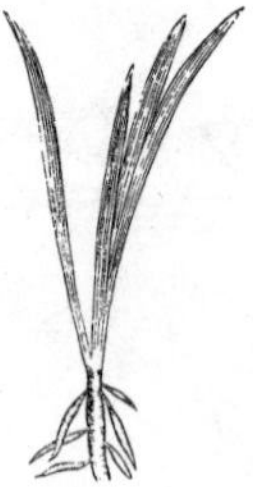

白及【卷二】第八七頁

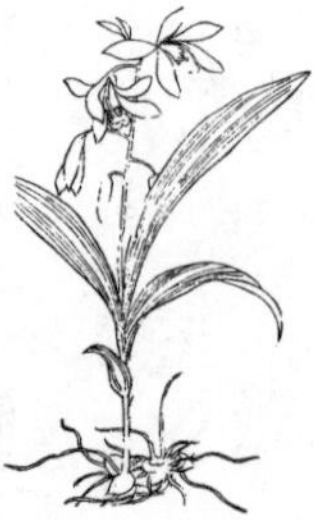

當歸【卷二】第八七頁

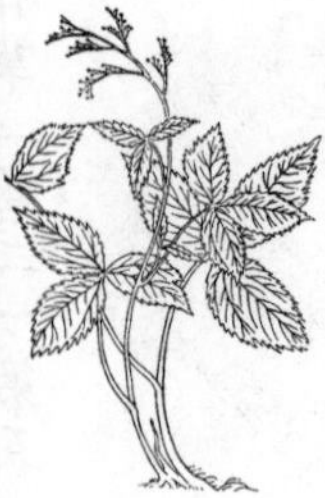

白芷【卷二】第八九頁

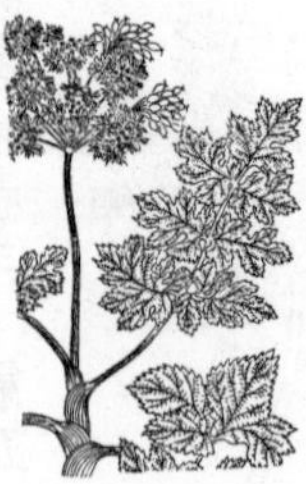

芍藥【卷二】第九〇頁

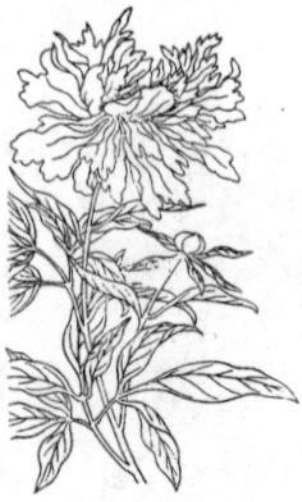

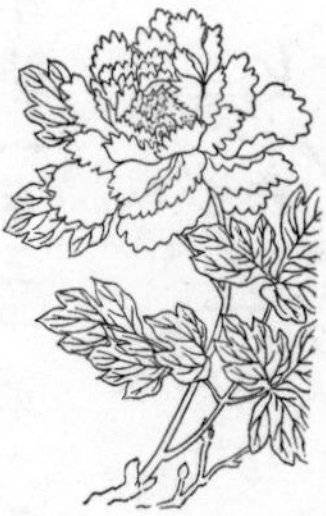
丹皮【卷二】第九〇頁

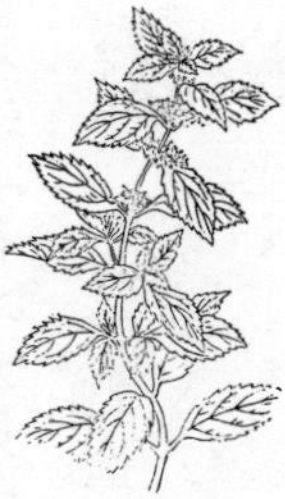
薄荷【卷二】第一〇一頁

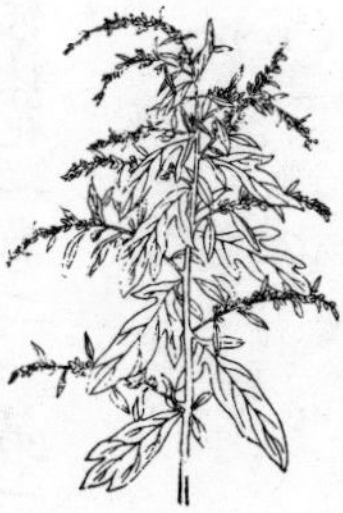
艾【卷二】第一〇七頁

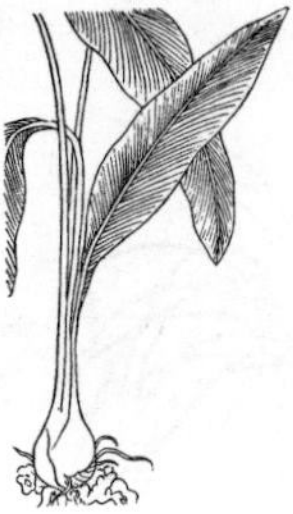
姜黃【卷二】第九六頁

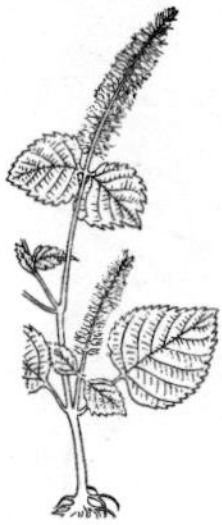
紫蘇【卷二】第一〇三頁

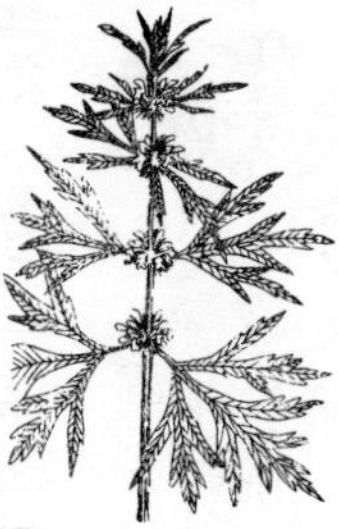
茺蔚【卷二】第一〇八頁

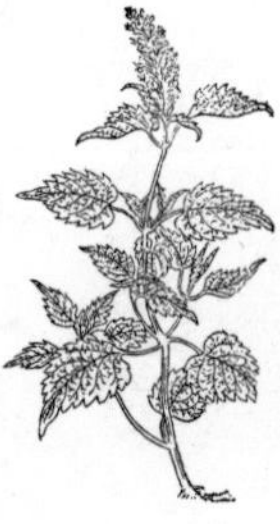
藿香【卷二】第一〇〇頁

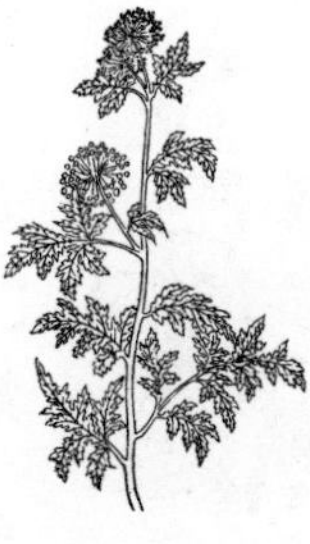
蛇床子【卷二】第一〇五頁

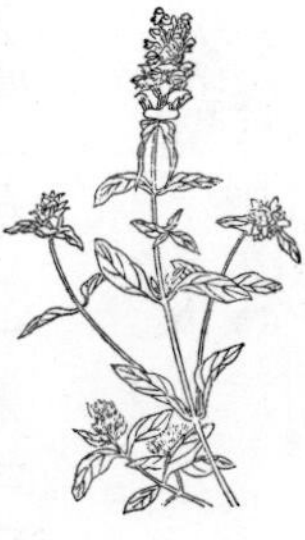
夏枯草【卷二】第一〇九頁

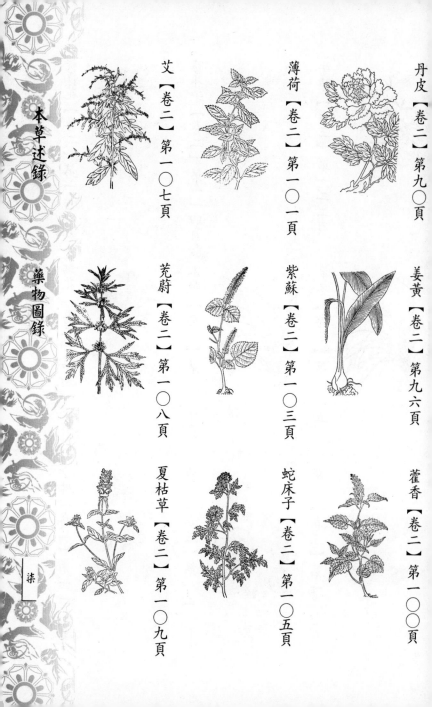

旋覆花【卷二】第一一〇頁

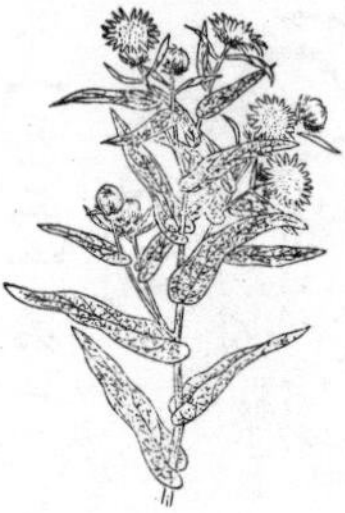

紅花【卷二】第一一一頁

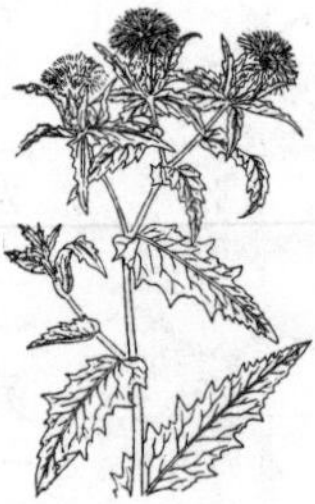

苧麻【卷二】第一一二頁

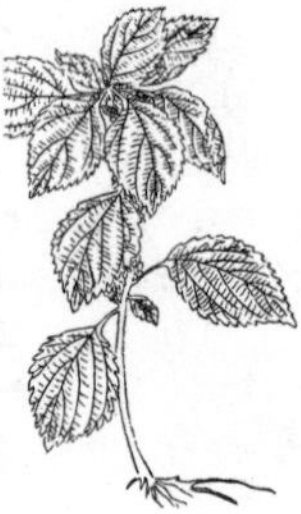

蒼耳子【卷二】第一一四頁

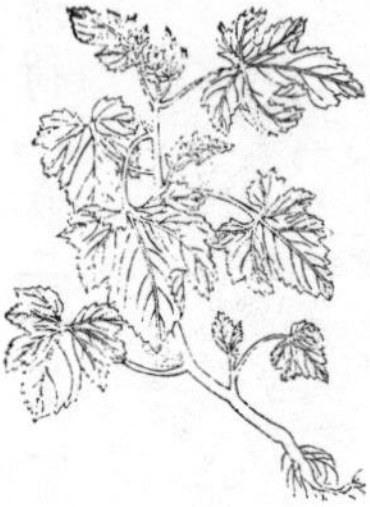

木賊【卷二】第一一九頁

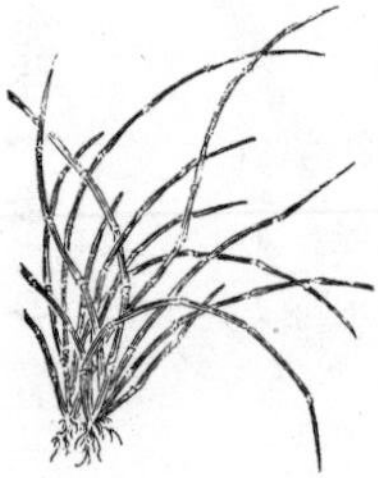

地黃【卷三】第一二一頁

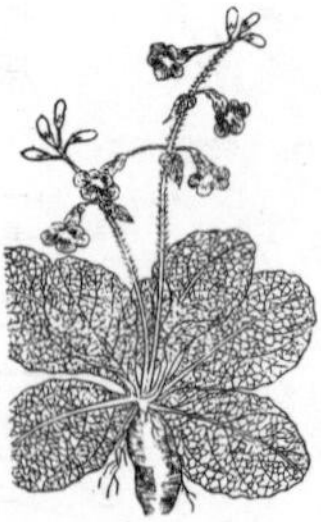

牛膝【卷三】第一二二頁

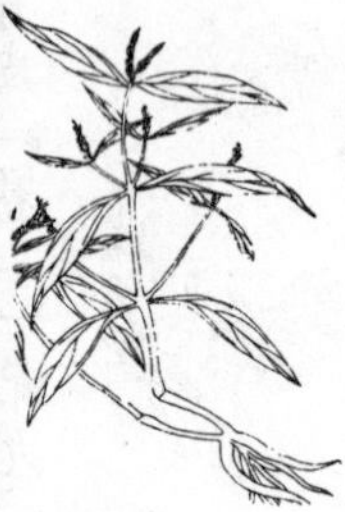

麥冬【卷三】第一二五頁

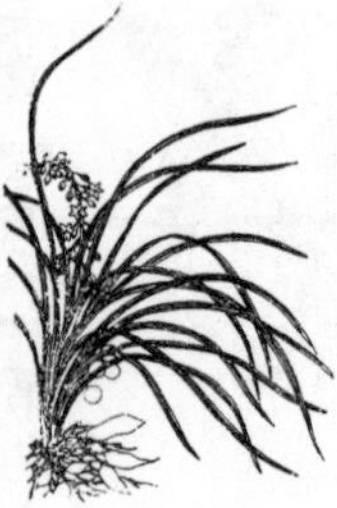

蜀葵【卷三】第一二七頁

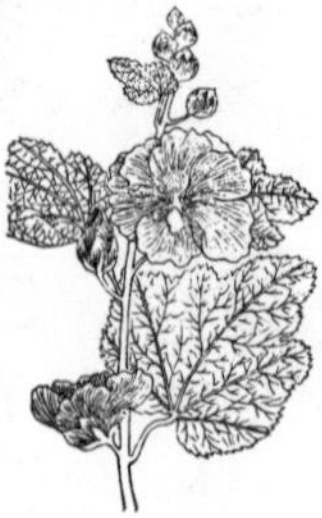

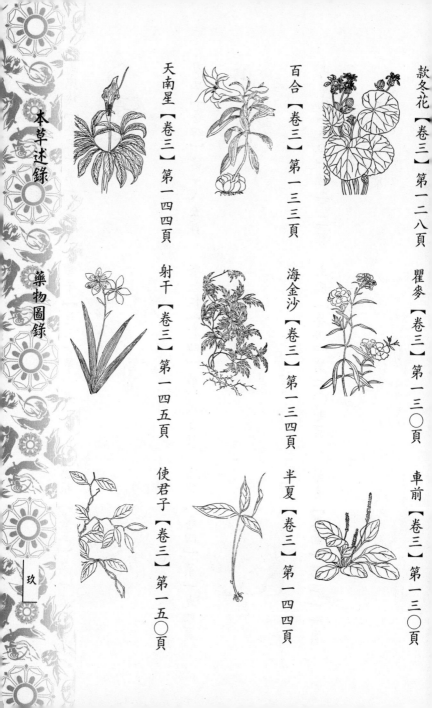

款冬花【卷三】第一二八頁

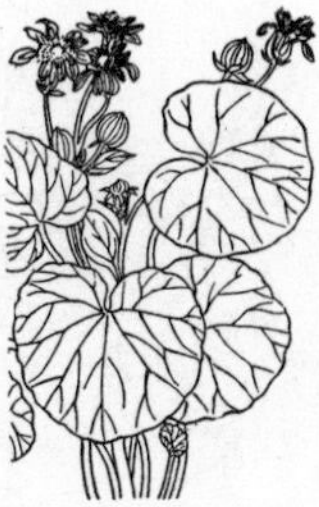

瞿麥【卷三】第一三〇頁

車前【卷三】第一三〇頁

百合【卷三】第一三三頁

海金沙【卷三】第一三四頁

半夏【卷三】第一四四頁

天南星【卷三】第一四四頁

射干【卷三】第一四五頁

使君子【卷三】第一五〇頁

馬兜鈴【卷三】第一五一頁

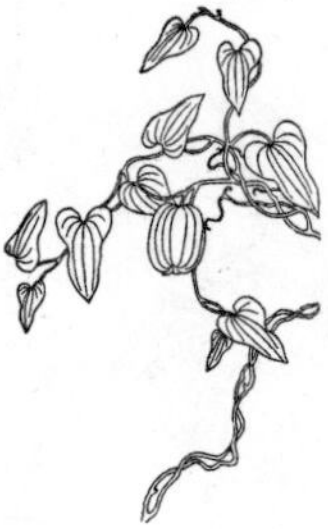

牽牛【卷三】第一五一頁

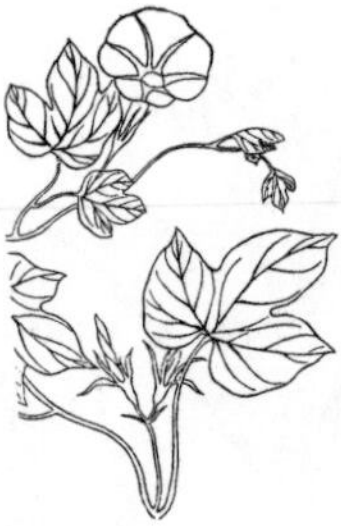

葛根【卷三】第一五三頁

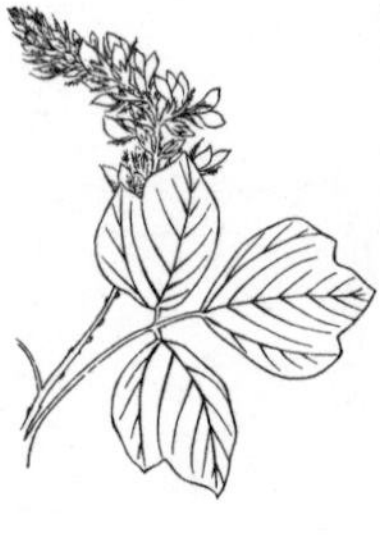

刀豆【卷四】第一八五頁

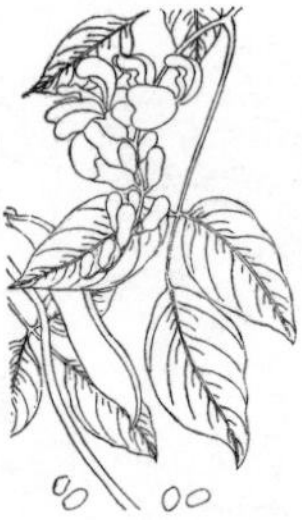

薏苡仁【卷四】第一八五頁

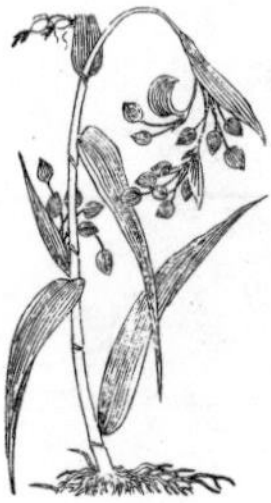

萊菔【卷四】第一九四頁

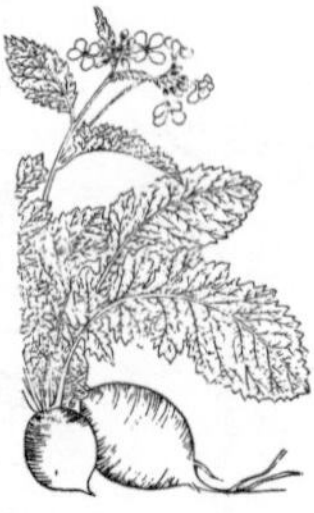

馬齒莧【卷四】第二〇一頁

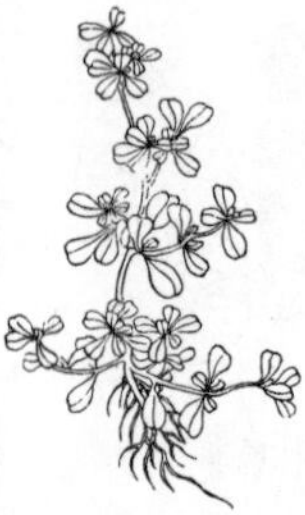

木瓜【卷四】第二〇七頁

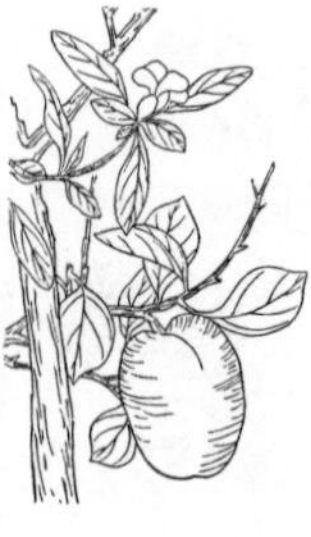

銀杏【卷四】第二一一頁

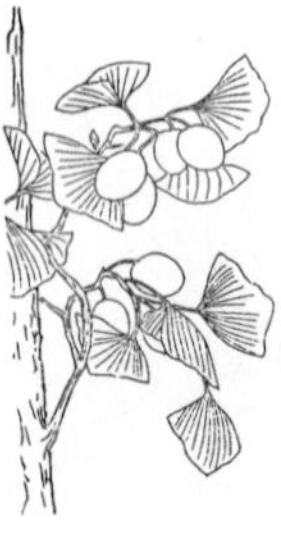

本草述錄卷一

劉雲密先生本草述發胡陰陽制化之妙迺摭而錄之陽湖張琦

水部

雨水　立春後雨水得春生升發之氣用煎發散藥及補中益氣藥梅雨溼熱氣多不宜用液雨水殺百蟲（立冬後十日為入液至小雪為出液）

露水　甘平。止消渴。

臘雪水　甘冷。解毒治天行時氣。小兒熱癇。大人丹石發動。酒後暴熱。（小温服之。抹痱亦良。）

流水　甘爛水。甘温。性柔。急流水。峻速下達。逆流水。性逆倒上。

各隨所宜用助藥力。張子和治一小便閟者，衆不能瘥，以長川急流水煎前藥，一飲立溲。與靈樞治不眠半夏湯用千里流水同意。

井泉水　平旦首汲曰井華水，取天一真氣浮水面，宜煎補陰之劑。

地漿　掘黃土地作坎，深三尺，以新汲水沃之，攪濁，少頃取清用之。甘寒。解中毒煩悶，中暑霍亂及中暍卒死者，乾霍亂脹痛欲死者。

百沸湯　甘平。助陽氣，行經絡。初感風寒，頭痛，憎寒者，以水七碗燒鍋令赤，投水於內，取起再燒再投，如是七次，乘熱飲一碗，以衣被覆頭，取汗即愈。

陰陽水（以新汲水合百沸湯和勻、）甘鹹、霍亂及嘔吐、不能納食及藥者、飲數口即定、凡痰瘧及宿食毒惡之物、填脹欲作霍亂者、以鹽投陰陽水中、服數碗令吐盡痰食則愈、

甑氣水　治小兒諸疳遍身或面上生瘡爛成孔臼者掃瘡上數日即效、（蒸糯米者更良、）

磨刀水　鹹寒、利小便消熱腫、　肛門腫痛欲作痔瘡急取屠刀磨水服甚效、盤腸生腸乾不上者、以磨刀水少潤腸、煎好磁石一杯溫服即上、

浸藍水　辛苦寒、　除熱解毒療咽喉噎病殺蟲治誤吞水蛭成積脹痛黃瘦、

淅二泔水　甘寒。清熱止煩渴。利小便。涼血鼻衄。吐血。（糯米者尤良）

火部

桑柴火　癰疽發背不起瘀肉不腐及陰瘡瘰癧流注臁瘡頑瘡燃火吹滅日灸二次未潰拔毒止痛已潰補接陽氣去腐生肌宜煎一切補藥諸膏。

炭火　白虎風痛。日夜走注。百節如齧。炭灰五升。蚯蚓泥一升。紅花七稔和熬以醋拌之用故布包二包。更互熨痛處取效。

艾火　灸。百病。

燈火。治小兒驚風昏迷搐搦竄視及頭風脹痛（凡燈用胡麻油者良）小兒諸驚仰向後者。燈草蘸油燃其顖門。兩眉臍之上下。眼翻不下者焠臍之上下。昏迷者焠手足心、心之上下。手拳不開。口往上者。焠頂心兩手心。撮口出白沫者。焠其口上下手足心。頭風。脹痛。視頭額太陽絡脉盛處。焠之、外痔腫痛亦焠之、攪腸痧痛陰陽腹痛手足冷視身上有紅點焠之、

小兒初生冒寒氣欲絶者。勿斷臍。急烘絮包之。將胞衣烘熱。用燈炷手臍下往來燎之、暖氣入腹內。氣回自甦。

土部

黃土。取三尺以下者勿令入客水 甘平、解。諸藥。毒治泄痢赤白熱毒絞結下血 宋張乙治皇子瘈瘲用黃土湯而愈神宗問其狀、乙對曰以土勝水水得其平則風自退耳、 張雞峯銳治吳

少師疾、飲食入咽。如、萬蟲攢攻。且癢且痛數月消瘦、銳令明旦勿食、取十里外行路黃土、溫酒攪之、投藥百粒飲之、痛不可忍、下馬蝗千餘、銳曰、蟲入臟腑。勢必孳生、苟知殺之而不能掃取。無益也。故枵腹以誘之。蟲久不得土。且喜酒。故乘飢畢集。一洗而空之。　小兒、烏痧、驚風、遍身都烏者。急推向下。將黃土一碗搗末入醋一鍾炒熱包定熨之、引下至足、刺破為妙、

東壁土

甘溫、　治下部瘡。脫肛。泄痢。霍亂。煩悶。及溫瘧。　東壁土得太陽、真火之氣。補土、而勝濕。故主諸證。　道上熱土　夏月、暍死者。以十字道上熱土。圍臍旁令人撒熱尿於臍

中仍以熱土太蒜等分搗汁去滓灌之即活

糞坑底泥陰乾為末 大寒 治發背諸惡瘡新水調傅其痛立止

治疔腫糞下去蟬退全蝎等分搗作錢大餅香油煎滚温服以滓傅瘡四圍疔自出 又熱糞盛核桃殼內覆疔腫上疔根即爛亦此意

蚯蚓泥 甘酸寒 治赤白痢反胃轉食足臁爛瘡楊梅結毒傅一切丹毒 蚯蚓成質於陰化氣於陽泥又得其轉化之氣故甘寒而能入土行溼 赤白久熱痢取一升炒烟盡沃汁半升濾淨飲之 反胃轉食地龍糞一兩木香三錢大黃七錢為末每服五錢無根水調服忌煎煿酒醋椒姜熱物一

二服其效如神、　臁瘡取韭地上蚯蚓泥、乾研、入輕粉清油調傅、　楊梅結毒、韭地上者和硫黃等分研末、用泥封固作團煨過取出研細、生桐油調搽、　虛寒滑利者不宜用。

伏龍肝　辛微溫入足太陰脾足厥陰肝、　治咳逆上氣吐血衄血、腸風尿血泄精、婦人崩帶、妊娠熱病令胎不安、水和塗臍中內又服之、　小兒夜啼大人中風不語、狂顛中惡卒魘蠱毒及諸瘡癰腫毒、調醋塗之、　水土合德者、水中有火、以為土之母氣也、土不得水中之火、則無以行其化、而土病、水以土為用者也、土病則水亦無以行其化、而水土交困、於是肝木下失所養、中失所用、遂為風青而還以侮土、伏龍肝有火土相生之妙、俾水土各奠其位、而土木互相爲用、故治血療風、胥此義也、豈徒以燥溼爲能哉。陰虛吐血者勿用。

百草霜　一名竈突墨、　辛、溫、　止上下諸血、婦人崩帶、胎產、傷寒陽毒發狂、黃疸、瘧痢、咽喉口舌諸瘡、消化積滯、及大便秘結。

咯血、用生薑一片、四面蘸百草霜舍咽、如已淡吐出再蘸、如薑無味吐出易之、　腸風下血、以百草霜和香附末米飲調下、如入麝香少許其應尤捷、　舌腫起如豬胞、忽然腫硬、逡巡塞閉殺人、用釜下墨末以醋調厚塗舌上下、須臾即消、若先決去血更傅之、尤佳、　咽中結塊、不通水食、危困欲死、百草霜蜜和丸芡子大、新汲水化一丸灌下甚者不過二丸、轉筋入腹。釜底墨末。和酒服一錢。霍亂吐下。釜底墨半錢。百沸湯一盞急攪數千下。以盌覆之。通口服一二口。立止。

五金部

金箔 銀箔同　辛平。生者有毒。鎮精神。堅骨髓。治中風顫振狂癎譫妄。風熱上氣欬嗽。傷寒肺損吐血。小兒驚傷五臟風癎失志。大人消痺。咽喉生瘡。能助肺虛。肺氣先入心為心之妻。下入腎為水之母。肺虛故令心腎不交。木寡所畏。而有風淫諸証。肺得所助。則能合心腎之交。金氣旺而風木自平矣。

水銀入肉。令人筋攣。以金物久久熨之。水銀當出蝕金也。

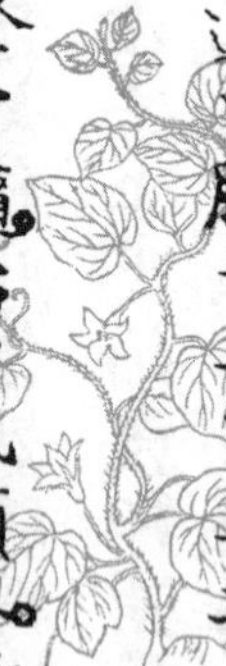

赤銅屑　苦平。治折傷。續筋骨。散血。止痛。同五倍子能染鬚

髮、打熟銅不堪用、打銅時落下屑洵盡、好酒入砂鍋內炒、見火星取研末用、

銅青 一名銅綠、酸平、 吐。風。痰。明目、婦人血氣心痛、治惡瘡殺疳

銅綠而醋製而生、有金木相搆之妙、所以主風血之治、蓋用其化氣、非侮其所勝也、 治痰涎潮盛、卒中不語、及一切風癱、用生銅綠二兩、研細、水化去石、慢火熬乾、取辰日辰時辰位上令再研、入麝香一分、糯米粉糊丸如彈子大、陰乾、卒中者每丸作二服、薄荷酒研下、餘風硃砂酒化下、吐出青碧痰涎、瀉下惡物、大效、 治小兒用銅綠不計多少、研末、醋麪糊丸、芡子大、薄荷酒化服一丸、須臾吐痰如膠、神效、 方書多治小兒疳疾、錢氏云、諸疳皆脾胃之病、內傷津液之所致、

也。蓋小兒腎陰原不足，獨賴脾陰與胃陽相表裏，以為生化之地。小兒疳證種種，傷其脾陰，以致胃陽獨亢，法當補益脾陰。更宜兼督肝以為治，則銅綠之治疳疾，蓋急則治標，取制肝木之侮土耳。

鉛

甘寒，有小毒。治上盛下虛，氣升不降，眩暈，嘔噦，反胃，噎膈，降熱墜痰，鎮心安神。養正丹，治一切上盛下虛，孤陽發越，煩躁面赤，恍惚驚惕，及中風涎潮，不省人事，傷寒陰盛自汗，唇青，婦人血海久冷。水銀、黑錫去滓淨，硫黃研，硃砂研，各一兩，用黑盞一隻或新鐵銚，火上鎔黑錫成汁，次下水銀，以柳條攪，次下硃砂，攪令不見星子，放下少時，方入硫黃末，急擾成汁、和勻、如有痰以醋洒之、候冷取出、研極細、煮糯米糊丸菉豆大、每三十丸、鹽湯棗湯送下。黑錫丹治痰氣壅塞。上盛下虛、心火炎盛。腎水枯竭。陽氣喉絕。陰陽將離。一應下虛之證。及婦人血海久冷無子。赤白帶下、沉香葫蘆巴酒浸炒、陽起石研細水飛、各一兩、肉桂半兩、破故紙、船茴香炒、肉豆蔻麵煨、木香金鈴子、各一兩、硫黃黑錫去滓秤、各二兩、右用黑盞或新鐵銚內、如常法結黑錫硫黃砂子、地上出火毒研令極細、餘藥並細末和勻、自朝至暮以研至黑光色為度、酒糊丸如梧子大、陰乾、入布袋內擦令光瑩、每四十丸空心鹽湯或棗湯下、女人艾棗湯下、又治真頭痛效、抱胆丸治一治切癇癲風狂。或因驚恐怖畏所致。及婦人產後血虛驚氣入心。并室女經脉不行。驚邪蘊結。水銀二兩。硃砂一兩。黑鉛一兩半。乳香一兩。將黑鉛入銚內下水銀結成砂子。次下硃砂乳香。乘熱用柳木槌研勻。糊丸如雞頭大。每服一丸。空心井花水吞下。病者得睡切莫驚動。覺來即安。再丸可除根

脾。胃虛寒。陽火不足者。忌之。　取輕粉毒。黑鉛作壺。煑土茯苓酒飲之。加乳香三錢。小便出粉為效。

鉛霜　甘酸。大寒。　墜痰。去熱。定驚癇。止吐逆。療舌患。及咽喉

證　鉛霜乃鉛汞之氣交感英華所結。故治上焦痰熱

鉛丹　一名黃丹　辛。微寒。　治吐逆反胃癇癲驚狂煩渴積痢及瘡

止衂。臍攣。心腹脹痛。外傳瘡瘍、鉛與硫交感而交化。陽戀陰而得所歸陰合陽而行其化。陽得所歸。則。火降。陰行其化。則。水升。治鼻衂血出多不能止。用黃丹吹入鼻中乃肺金受相火所制然也、

鉛。粉 甘辛、涼、消。積。聚。瘰。癧。瘕。殺蟲。小兒無辜疳痢疳瘡耳後月蝕、諸狐臭及婦人心痛急者墜撲瘀血搶心、腹中鼈瘕、積聚癥瘕類由陰。氣。凝。結。所。致。鉛。粉。本。至。陰。而。有。其。變。化。故能達陰氣之結蟲亦積之所化也、時珍謂止入氣分不主血分夫有形而成積聚者皆血病也、况方書有主墜撲瘀血搶心者乎、

【聖餅子】治瀉痢亦白。臍痛撮痛。久不愈者。定粉

密陀僧硫黃各三錢黃丹二錢輕粉少許為末入白麵四錢七滴水丸如指頭大捻成餅陰乾食前溫漿水磨下大便黑色為效【休息痢羸瘦黃連去鬚為末鉛粉研各半兩大棗二十枚去核舂棗如泥鋪紙上安二味藥裹之燒令通赤取出候冷細研為末每服使好精羊肉半斤切作片子用散藥三錢糝肉上溼紙裹燒熟放冷食之效】　小兒無辜疳痢赤白胡粉熟蒸熬令色變米飲服半錢　小兒腹脹或腹皮青色不速治須臾死胡粉鹽熬色變以摩腹上小兒丹毒唾和胡粉從外至內傅之婦人心痛急者葱汁和丸小豆大每服七丸黃酒下　脾胃虛及娠婦並忌

密陀僧　銀治底灰，今惟以分金爐底代之　鹹辛平有小毒　墜痰止咳消積定驚癇治瘧痢止血殺蟲治諸瘡消腫毒去面上䵟䵳驚氣入心絡瘖不能言者用密佗僧末一匕茶調服即愈多骨疽不時出細骨以桐油調敷即愈

鍼砂　鹹平　治急驚涎潮壯熱悶亂鎮心化痰抑肝消積散癭并治腫滿黃疸　水腫尿少針砂醋煑炒乾猪苓生地龍各三錢為末葱汁研和傅臍中約一寸厚縛之待小便多為度日二易之入甘遂更妙　瀉泄無度諸藥不效方固土（同上）不用甘遂

鐵落　辛平　治善怒發狂驚邪癲癇小兒客忤平肝去怯療

腫滿　用針砂鉄落治腫者一生須斷鹽犯之病再作不治

石部

丹砂　甘微寒入火則熱有毒殺人　養精神安魂魄益氣殺精魅邪氣解煩熱治驚癇小兒胎毒痘毒納浮溜之火而安神明心熱非此不除心為離火內陰而外陽腎為坎水內陽而外陰內者為主外者為用水火互為升降者以水中有火火中有水為之主而能妙其用耳丹砂內蘊其汞外顯丹色由內所蘊之水以歸火而火應水以下藏由外所顯之火以召水而水應火以上際神合於氣而精生氣合於神而精化矣肝藏魂肺藏魄肝木藥至陰而升於陽肺金藥至陽而降於

陰心腎交而肝肺自平也、服食丹砂方丹砂一片研末重篩以醋酒沃之如泥狀盛以銅盤置高閣上勿令婦人見燥則復以酒沃令如泥陰雨疾風則藏之盡酒三斗乃爆之三百日當紫色齋戒沐浴七日靜室飯丸麻子大常以平旦向日呑三丸一月三蟲出半年諸病瘥二年鬚髮黑三年神人至丹砂中有汞伏火者徒存其枯陽而汞離於砂者又陰毒為甚如斯服食是陽中含陰益令陰和於陽誠大有益神注丹方茯苓四兩糯米酒煮軟竹刀切片陰乾為末入硃砂末二錢以乳香水打糊丸梧子大硃砂末二錢為衣陽日二丸陰日一丸要秘精新汲水服要逆氣過精溫酒下並空心預解痘毒。初發時或未出時以硃砂末半錢蜜水調服。多者可少。少者可無。重者可輕。初生小兒用丹砂研飛極細狀如飛塵。甘草生地黃濃煎湯調分許服之。能止胎驚辟胎毒。　歸神丹治一切驚憂思慮多忘。及心氣不足。癲癇狂亂。豶猪心二个切。入大硃砂二兩。燈心三兩在內。以麻扎石器內煑一伏時。取砂為末。以茯神末二兩酒打薄糊丸梧子大。每服九丸。至十五丸。至二十五丸。麥冬湯下。甚者乳香人參湯下。用丹砂以補心氣。蓋火得水以為主。而火之用乃充也。

水銀　辛寒有大毒　利水道去熱毒。痰逆嘔吐。反胃。安神鎮心殺蟲、小兒驚熱潮涎、皆用黑鉛硫黃結砂用、　惡肉毒瘡、生軟處如黃豆大、半在肉中、紅紫色、痛甚、水銀四兩、白紙二張、揉熱蘸水銀擦之、三日自落而愈

靈砂　水銀半升、硫黃二兩、升成者、　甘溫、　治五臟百病、養神安魂魄、益氣通血脉、止煩滿、上盛下虛、痰涎壅盛、頭旋吐逆、霍亂反胃、心腹冷痛、以至陽勾至陰、脫陰反陽、故能升降陰陽、既濟水火、調和五臟、輔助元氣、為扶危拯急之神丹、小兒驚吐、其效如神、以陰陽水送之尤妙、　專治虛人夜不能眠、夢中驚魘、自汗忪悸、靈砂二錢、研、人參半錢、棗仁一錢、為末、棗肉丸如豆大、臨臥棗湯吞五七粒、　虛隱便濁、滴地成霜、蓮肉去心

乾藕節、龍骨、遠志各一兩，枯白礬、靈砂各二錢半，為細末，糯米糊丸梧子大，每服十五丸，食前白湯下。九竅出血，因暴驚而得，其脉虛者，靈砂丹三十粒，人參湯下，三服愈。此證不可認作血得熱而妄行，而用涼藥。驚則氣浮，神魂發越，陽氣暴壅故也。得鎮墜則神魂安，而血自循經矣。　胃虛嘔吐，傷暑霍亂，肺熱生痰，病屬於虛，非關驟發者，咸屬所忌。

輕粉　辛，冷，有毒。　下膈痰，通大腸，外傅殺瘡疥癬蟲，下瘡陰痏，一切惡瘡，小兒熱盛痰驚。　善能劫邪，用不得法，邪毒竄入經絡筋骨，莫之能出，遂成痼疾，慎之。

雄黃　辛苦溫，入足陽明經、足厥陰經。　散風毒，傷寒陰毒伏暑泄痢寒熱瘧疾驚癇頭風嘔吐鼻衄脚氣痰喘脹滿積聚、胃脘走氣痃癖化腹中瘀血治鼠瘻惡瘡疽痔殺精物惡鬼邪氣百蟲毒瀉肝氣搜肝風、　雄黃秉火金之性得正陽之氣故能由陰歸陽由陽化陰并能化戾氣之爲毒者、　治偏頭風痛。雄黃細辛等分爲末每以一字吹鼻左痛吹右右痛吹左、專司肝風者用之神效、　暑濕入脾。痢久不止、雄黃水飛九度竹筒盛蒸七次研末蒸餅和丸梧子大、每甘艸湯下七丸、日三服　治瘡瘍石膽丹砂雄黃礬石磁石等分用有蓋瓦合內藥其中燒之三日三夜其烟上著雞羽掃取以傅瘡惡肉破骨則盡出此鄭康成方也、　雄黃研細末入豬胆

内套指頭上、治天蛇疔毒、發于中指、　小兒痘疔、雄黄一錢、紫草三錢、爲末、胭脂汁調、先以銀針挑破搽之、

石膏。　辛、甘大寒、入足陽明、手太陰、少陽氣分、治陽明經、發熱、煩渴飲水、汗多、溫熱病、傷暑、伏暑、暑瘧、又療各症陽毒發斑、瀉胃上痰熱、清肺熱、煩逆、暑氣、高喘、除三焦大熱、虛勞骨蒸、　石膏一斤、甘草一兩、細研如麪、日以水調三四錢服、治骨蒸勞熱久嗽、蓋由肺胃火盛、能食而病者、熱勞之病、豈曰盡屬陰虛、亦有陽邪外襲、傳入于骨。不能泄越。内作骨蒸。令人先寒、後熱。久久漸成羸瘦。有汗而脈長者。可服此方。胃虛。及血虛發熱者、忌之。飢困、勞倦。均不宜用。

滑石 甘寒入足陽明足太陰經、滌濕利水化食毒逐瘀血解煩渴療泄痢、中氣虛陷者勿服。

赤石脂（白石脂同、白入氣、赤入血、）甘酸辛大温、入手陽明兼入手足少陰經養心氣益精療腹痛腸澼下痢赤白利小便收脫肛並女子崩中漏下難產胞衣不下、固腸胃有收斂之能下胎衣無推蕩之峻、本經謂其補髓而用之者惟以收濇為功、非矣、蓋此物石中之脂如骨中之髓取其精氣所化、化而能凝故能補髓昔人治久痢腸垢盡下取此粘膩之質填補腸胃蓋得本經補髓之義、該味能收能化、故療腹痛腸澼下利、非第以收濇為功。 反胃吐食赤石脂為末蜜丸梧子大空心薑湯下二十丸、先以巴豆仁一枚勿令破、以津呑之、後乃服藥、 痰飲吐水無時節者。其原因冷飲過度。遂令脾胃氣弱。不能消化、飲食入胃。皆變成冷水。反吐不停。赤石脂一斤。搗篩服方寸匕、酒飲自任、稍加至三匕、服盡一斤、則終身不吐痰水、又不下痢、 心痛徹背。赤石脂乾薑蜀椒各四分、附子炮二分、烏頭炮一分、爲末、蜜丸梧子大、先食服一丸、不住稍增之、 經水過多、赤石脂破故紙一兩、爲末、每服二錢、米飲下、

白石英 甘溫、入手太陰陽明氣分、 治消渴欬逆、肺癰吐膿、喘欬嗽血、除胸膈間寒、去風濕痺、 二陰至肺、腎氣不周于

胸故消渴肺不容平、故咳逆、甚則生癰、胸膈閒久寒者、火失修容也、石英本凝結之氣、而遺其精華、石質入腎、色白入肺、中含火氣、可逐寒、故主治如此、療風濕痺者、陰中有陽也、

紫石英。 甘溫、入手少陰手足厥陰經　治心腹欬逆、寒熱邪氣結氣、定驚悸、安魂魄、止消渴、除胃中久寒、泄澼赤白濁、女子風寒在子宮、絕孕、久服溫中、　象坎離交會之色、有陰陽生化之妙、能為人身真元之助、或但以定驚安神、謂重可去怯者非也、或又謂血分藥、不入氣分、更非、　中病即止。不宜久服。凡石類皆然。

禹餘糧。 甘鹹平、寒、　治欬逆、寒熱煩滿、小腹痛結、下赤白血

閉癥瘕崩中、治氣證脹滿、泄瀉血痢、遺精、此味得水氣之精、形具于土、是水土合德地之所以生化也、故所治諸證、皆其水流土止、生化離合之精氣有以裕之、非漫用之為鎮固劑也、與赤石脂同用為鎮固者、以禹粮能除下焦陰中之邪、赤脂能收下焦陰中之氣、故得相合以為鎮固耳、非謂二味之用盡此也、禹粮能益陰虛女子產後煩躁极之、不可見乎、

產後煩躁、禹餘糧一枚、狀如酸醾者、入地埋一半、緊築、炭灰一斤煅之、濕土罨一宿、打破去外面石、取中細者、研水淘五七度、日乾再研萬遍、用甘草湯服二錢、立效、

浮石・

鹹、大寒、治疝氣、化老痰、消積塊、下氣、治淋、血淋砂

淋、小便澁痛。黃爛浮石為末、每服二錢、甘草湯服。小腸疝氣。莖縮囊腫。海浮石香附等分為末、每服二錢、薑汁調下、

磁石　辛、鹹微溫、入足少陰厥陰經、養腎臟。補風虛。強骨氣。通關節。明目聰耳。治周痺風濕肢節中痛。洗洗酸消。身強腰中不利。並小兒驚癇。止金鎗血。　磁石具腎之母氣、故能益腎以療虛、張雞峯云臂細無力、不能任重者、乃肝腎氣虛、風邪客滯于營衛之間、使氣血不能周養四肢、故有此證、肝主項背與臂膊、腎主腰胯與腳膝、如此證者乃肝氣偏虛、宜專補肝補腎、雞峯此說正與此所指諸證可相發明、昔人但謂重可去怯謬矣、　治老人耳聾。磁石一升搗末水淘去赤汁

綿裹之、猪腰一具、細切、以水五升、煑石收二升、入猪腰、下塩豉作羹食之、或以所煑水煑粥食亦可、

代赭石　苦寒、入手少陰、足厥陰經、　治鬼疰賊風腹中毒邪氣、鎮虛逆、小兒驚氣入腹、女子崩漏帶下、除五臟血脉中熱、

赭石得金氣之化、色赤則從火、金火合德、故能暢衛達營、木媾于金、而風自平、固非徒重可去怯、亦非第以金制木也、心肺合而氣感、氣感而血自生、而肝乃得其藏血之職、此清鎮氣化者所以又能為血化之地也、蓋血之不寧者、多木風、木搖之、此味鎮浮而平風則血自不溢、固自然之化也、　小兒瀉後眼上三日不乳、目黃如金、氣將絕、此慢驚風也、宜治肝

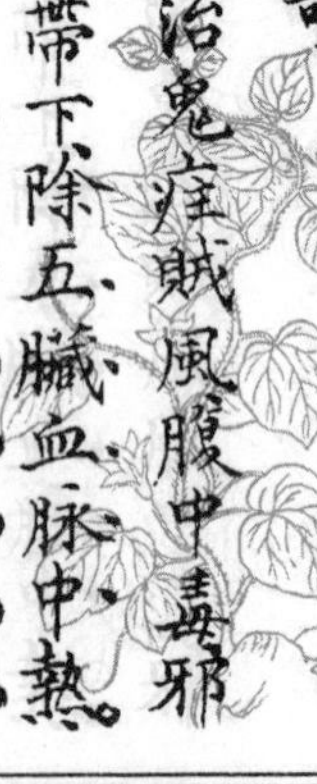

用水飛代赭石末半錢冬瓜仁湯調下愈、急慢驚風。吊眼撮口、搐搦不定、代赭石火燒醋淬十次細研水飛日乾、每服一錢、或半錢、煎真金湯調下、連進三服、兒脚脛上有赤斑、即是驚風已出、病當安也、無斑點者不可治、婦人血崩、赭石火煅醋淬七次為末、白湯服二錢、下部虛寒者不宜用、

石膽即胆礬、酸濇寒、入足少陽經、明目目痛及諸癇痙、女子陰蝕痛崩中下血、吐風痰、散癥積瘰、喉痺、纏喉風、鼠瘻惡瘡、又治蠱脹水腫、此味收斂而有宜散之功。故治相火上逆、及風木之病。喉痺惡寒者、乃寒閉于外、熱鬱于內、不可用胆礬、酸寒等劑。反使陽鬱、不伸。為患更劇。惟風淫相火為患之

喉證。宜用之以收陽助陰。喉痺極速垂死方，用真鴨嘴胆礬末，醋調灌之，大吐膠痰數升即瘥。

礞石　甘鹹平，入足厥陰經。治積痰驚癇，欬嗽喘急。平木下氣，積滯生痰，或多食酒麪濕熱之物，以致膠固稠粘，咯嗌難出者，用之豁痰利竅，除熱泄結。小兒驚痰食積，實熱初發者可用，脾胃虛弱，及陰虛火炎，煎熬津液，凝結為痰者，禁用。

砒石　辛酸，大熱，有大毒。治痰瘧痰積齁喘，丸馬牙疳惡瘡，砒石銅綠等分末，攤紙上貼之，如神。

花。乳石　酸澀平，入足厥陰經血分。治金瘡出血，療婦人血運惡血化瘀為水。

花蕊石散治一切金刃傷及打撲傷損、狗咬至死者急以藥糝患處其血化為黃水再糝便活更不疼痛如內損血入臟腑。煎童便入酒少許熱調一錢服立效、牲畜抵傷腸出不損者急納入桑白皮線縫之糝藥血立止、便活、婦人產後敗血不盡血暈、惡血奔心胎死腹中。胎衣不下。至死、但心頭溫暖者急以童便調服一錢、取下惡物如豬肝、終身不患血風血氣、若膈上有血化為黃水、即時吐出、或隨小便出、甚效、硫黃四兩、花乳石一兩、並為粗末、以膠泥固濟日乾、瓦罐盛之、泥封口焙乾、安在西方磚上、磚上書八卦五行字、用炭一秤、簇匝、從巳午時自下生火煅至炭消冷定取

出為細末、瓶收用、

鹵石部

食盐　甘、鹹、寒、　治百病、助水臟。涼血潤燥、吐胸中痰澼、軟堅潤下、明目固齒、除風邪、堅肌骨、吐一切時氣風熱、霍亂腹痛、脹滿關格諸病、補心藥用盐炒者、心之充在血脈、心生血離中有坎也、血固水所化、盐入心能生血、同氣相求也、心虛者血不充也、血不充則陽偏勝、以炒鹽補心血、則火得水濟而陽不偏勝、則少火生氣、而非壯火食氣矣、故不徒益血而且益氣、所謂相勝而相濟也、　中惡心痛。或連腰臍、盐如雞子大、青布裹燒赤、納酒中頓服、當吐惡物愈、　胸中痰飲。傷

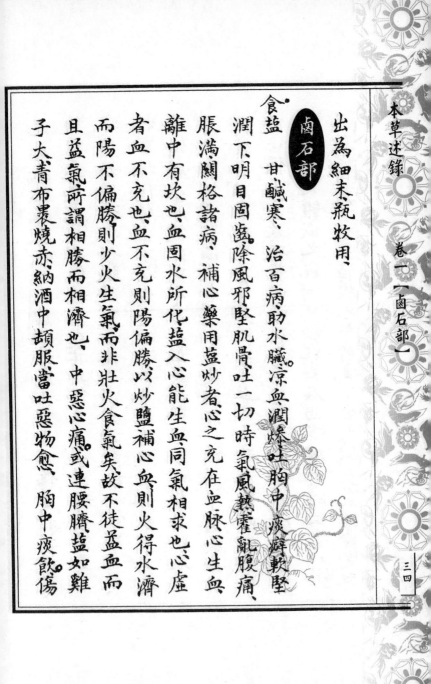

寒熱病。瘧疾須吐者並以鹽湯吐之、 心腹脹堅、痛悶欲死
者。鹽五合水一升煎服、吐下即定不吐更服、 霍亂心腹痛。
炒鹽三錢以炒砂仁五錢爲末泡湯井水澄冷灌下效、一法
用鹽水一大匙熬黃童便一升合和、溫服、少頃吐下即愈、
霍亂轉筋欲死氣絕。腹有暖氣者。以鹽填臍中、灸鹽上七壯
即甦、 一切無名腫毒初起、紅腫焮痛、鹽一把和乾麵調敷即散、

戎。鹽即青鹽、 鹹寒、 助水臟益精氣。明目。療目痛、目中赤淤澁
昏、心腹痛、溺血吐血、齒舌出血除五臟癥結心腹積聚、堅肌
骨去毒蠱。治暈眩脹滿腰痛遺精白濁、勞淋、小便不禁。 功
同食鹽、入藥似勝、又能治血並亦同氣相求也、方書溫補藥

亦用之。盖藉元陰之氣和陽而歸陰、故治白淫、遺精淋瀝、由于腎虛、均入此味、所以和陰使爲陽守也、至陽根于至陰、不求元陰之本、焉能補腎氣乎、

寒水石　辛鹹寒、　治身熱積聚邪氣、皮中如火燒、煩滿飲水、時氣熱盛、五臟伏熱、胃中熱、涼血降火、脾胃虛有濕者、並陰虛家不可服。

元精石　鹹寒開竅、本草曰鹹温、　治風冷邪氣濕痺、心腹積聚冷氣、止頭痛、陰之極則生陽、元精之用多主歸氣于腎、以其同于至陰而有陽也、　來復丹治上盛下虛諸證。硫黃焔消元精石等分、不徒配硫消之熱也、下虛用硫歸之。不得

至陰則陽不歸其宅。上實用消散之。不得至陰之歸則陽不降於下。　正陽丹治傷寒陰毒太陰元精石消石硫黄各二兩硇砂二兩細研入甕固濟以炭火於瓶子周一寸爋之約近半日候藥青紫色住火待冷取出用臘月雪水拌勻入罐中屋後北陰下陰乾又入地埋二七日取出研細麪糊丸雞頭大先用熱水浴後以艾湯研下一丸以衣蓋汗出為瘥。

芒硝馬牙硝同。　鹹大寒有小毒。　除邪氣逐五臟積聚結固留癖久熱胃閉。腹熱脹大小便不通破淋閉留血痰實搏結推陳致新　走血潤下蕩滌三焦腸胃實熱陽強之病。　熱從乎濕與熱從乎風者皆治。故目疾與口舌咽喉並用。　陰不能為陽之守、而陽亢、還以乘陰。則陰、傷。陰不得受陽之化、而陰、鬱。還以結陽。則陰愈傷。如積多、渴、面熱、唇焦、咽燥、舌腫、喉閉、目赤、鼻衄。頷頰結硬、口、舌生、瘡、何。一。不傷于陰。分之血。至于寫譫語狂妄。驚癇剛痓。反胃關格。發熱消癉。瘴疫毒癘。胃爛發斑。癰疽惡毒等症。何莫非陰之受傷于陽。而結之甚者。硝得陰陽感化之初氣。用之諸症。消釋最捷。第元陽之虛者。是為禁藥。而元陰虛者。投此至陰之化氣。反為絕其生化之元也。慎之慎之、

甘露飲治熱壅涼膈驅積。芒硝一斤、用蜜十二兩、冬加一兩、和丸入新竹筩內、半筩以上即止、不得令溺入炊甑中、令有藥處在飯內、其虛處出其上、蒸之、飯熟取出

綿濾入鎡鉢中，竹片攪勿停手，待凝收入鎡盒，每臥起含半匙，漸漸咽之，如要通轉即多服，關格不通，二便閉脹欲死，兩三日則殺人，芒硝三兩，泡湯一升服，取吐則通，

風化硝　治上焦風熱，小兒驚熱膈痰，清肺解暑，甘緩輕浮故治上焦心肺痰熱，而不泄利，眼瞼赤腫，以人乳和塗，并去頭面暴熱腫痛，煎黃連點目赤，

元明粉　辛甘冷，去實熱，蕩宿垢，用代芒硝，脾胃虛冷及陰虛火動者勿服。

火硝 即硝石　辛苦温，有小毒，散熱行結，治伏暑傷冷，霍亂吐利，破積塊，散痰飲，療腎虛氣逆頭痛，濕熱黃疸，女勞黑疸，風

熱喉痺赤眼腫痛重舌鵝舌發背初起　水消火消同原于水同歸于治熱但水消治熱之結結則屬血分陰不降而陽不化者也能行陰中之陽結則陰降而陽化矣火消治熱之鬱鬱者多屬氣分陽不升而陰不暢者也能達陽中之陰鬱則陽化而陰暢矣水消水中亦有火但火藏而水之用獨著故下而不升即以歸火之原也火消火中亦有水但水藏而火之用獨著故升而不降正以達火之化也　甘露丸治伏暑瀉利及腸風下血或酒毒下血硝石硫黃各一兩白礬滑石半兩飛麪四兩爲末滴水丸梧子大新汲水下三五十丸風熱喉痺及纏喉風用焰硝一兩半殭蠶一錢硼砂半兩腦子

一字為末吹之、名玉鎖匙、重舌鵝舌、竹瀝同焰硝點之、發背初起、惡寒淅淅、硝石三兩煖水一升泡化、青布摺三重溫搨赤處、熱即換、頻易取瘥、

磠砂　鹹苦辛、大熱、有大毒、治痰氣鬱結、堅積噎膈、癥瘕積痢、去目翳胬肉、及惡瘡瘜肉

硼砂　甘鹹涼、治上焦痰熱、喉痺、破癥結、除噎膈、消障翳、散瘀肉、陰𤺋、骨鯁、及口齒諸病、同冰片人中白青黛為末、傅口舌瘡效、咽喉腫痛、同白梅等分搗丸、芡子大、噙化一丸、小兒陰𤺋腫大不消、硼砂一分、水研塗之、胬肉瘀突、硼砂一錢、冰片少許、研末、灯草醮點之、

石硫黄　酸大熱有大毒入手厥陰心包絡右腎命門　治下元虛冷元氣將絕冷癖在脇欬逆上氣除冷風頑痺虛寒久痢滑泄霍亂陰毒傷寒婦人陰蝕疽痔惡血堅筋骨除頭禿硫黄秉純陽之精能補命門真火不足其性雖熱而踈利大腸與躁濇者不同亦救危妙藥也　陰凝至堅對待治之破邪歸正返滯還清中病即止　硫惡于鉛而能化鉛唐與正治吳某服黑鉛丹病不得溲卧則微通立則不能滑滴徧用通利藥不效唐曰此必製黑鉛丹時硫飛去鉛不死鉛砂入膀胱卧則偏重猶可溲立則正塞水道故不通取金液丹三百粒分十服並瞿麥湯下鉛得硫氣則化纍纍水道下遂愈

金液丹即硫黄煉成者、　生硫黄入猪臟中煮熟擣丸或入蒸餅丸梧子大、隨意服之、堅筋骨強脾胃、　陰證傷寒。極冷厥逆。煩躁腹痛。無脉危甚者。舶硫黄末三錢、艾湯服就得睡汗出愈、　一切冷氣積塊作痛、硫黄焔硝各四兩、結砂青皮陳皮各四兩為末、糊丸梧子大空心米飲下三十丸、　玉粉丹、治元臟久冷。腹痛虛泄。裏急。生硫黄五兩、青塩一兩、細研以蒸餅丸綠豆大、每服五丸空心熱酒下、以食壓之、　伏暑傷冷、二氣交錯、中脘痞結、或泄或嘔、或霍亂厥逆、二氣丹、硫黄焔硝等分研末、石器炒成砂、再研糯米糊丸、梧子大、每服四十丸、新汲下、　老人冷和風秘。或泄瀉。及心腹一切痃癖冷氣。硫黄椰木槌研細、半夏湯浥七次焙研、等分、生薑自然汁調蒸餅和杵百下、丸梧子大、每服十五丸至二十丸、空心湯酒或薑湯下、婦人醋湯下、　酒鼈氣鼈、生硫黄末、老酒調下常服之、　一切惡瘡真君妙神散、好硫黄三兩、蕎麥粉二兩、為末、井水和揑作小餅、日乾收之、臨用細研、新汲水調傅之、痛者即不痛、不痛則即痛而愈、

礬石　酸、濇、寒、入足少陰、手太陰、足厥陰經、　治胸中痰癖風。痰。熱。痰。中風痰厥、癇病風熱喉痛、治陰蝕惡瘡、去鼻中息肉、懸癰垂長、反胃嘔吐、除固熱、在骨髓。瘰泄利、赤白濁、愈下血又治女勞疸、交結勞復　礬性潤下、何以曰燥、肺本燥金、礬

色白性濇、助烁金之氣、以成寒水之用、而專歸潤下、故每用之、收水。前人謂多服傷心肺者此也。礬之用、能收陰于亢陽之中。蓋陰不能為陽之守、則陽失所依、亢而為風、風更鼓陽、以傷其寒水所化之液、凝而為痰、蓋以滋熱而蝕陰、則至陰之初氣在五臟者、無不受傷矣、此時欲抑陽而益陰、未能奏功也、蓋未能消痰、則風之癉者不靜。未能靜風。則陽之狂者不化。惟礬石之收陰歸元者、俾陰氣有主、令寒水所化之痰自消、而亢陽失所恃、是其由袪痰而靜風、風靜而陽邪散、則其陽亦得依真陰以歸元矣、蓋全其寒水之初氣、使陰不受蝕于陽邪耳。此所以能除風去熱、消痰而除固熱在骨髓也、礬之用在身半以上者治風熱之痰不治寒濕之痰治內淫之風不治外受之風除元陰受傷之熱不除外邪所鬱之熱在身半以下者主陽虛陰微之血不主實泣及濕滯之血補陰虛而真元不歸之陽不補陰鬱而元氣不達之陽 礬能收水而不治濕世人類入濕熱以言其治謬矣 癰疽發背不問老少皆宜止痛不動臟腑未破則內消已破則便合白礬一兩生研黃臘七錢溶化丸梧子大每服十丸漸加至二十丸開水送下一日中服近百粒則有力此藥名臘礬丸托裏護膜防毒氣內攻化膿生肌 中風痰厥四肢不收氣閉膈塞者白礬一兩皂角牙五錢為末每服一錢溫水調下吐

痰為度。喉癰乳蛾。用礬三錢。銀銚內溶化。不可用銅鉄者。入劈開巴豆三粒。煎乾去豆。研礬用之。入喉立愈。甚者以醋調灌之。名通關散。口舌生瘡。下虛上壅。用白礬泡湯濯足。鼻中息肉。用明礬一兩。蓖麻仁七個。鹽梅肉五個。麝香一字。杵丸綿裹塞之。化水自下。脚氣衝心。白礬三兩。水一斗五升。煎沸浸洗。婦人陰脫作癢。礬石燒研。空心酒服方寸匕。日三。反胃嘔吐。白礬硫黃各二兩。銚內燒過。入硃砂一分為末。麪糊丸小豆大。薑湯下十五丸。此方收陰歸元。引陽亦歸元。煞有妙理。婦人黃疸。經水不調。房事觸犯所致。白礬黃臘各半兩。陳皮三錢。為末。化臘丸梧子大。每服五十丸。以滋血湯或調經湯下、此即癰疽護膜蠟礬丸、此等證用之、收陰之義也。　交接勞復。卵腫或縮入腹、痛欲絕。礬一分、消三分、大麥粥清服方寸匕、日三服、熱毒從二便出、　虛勞便濁。滴地成霜。蓮肉去心、乾藕節、遠志、龍骨各一兩、枯白礬、靈砂、各二錢半、為細末、糯米糊梧子大、每十五丸、食前白湯下、

綠礬　酸、濇、涼、　治水腫。黃疸。小兒疳積。和肝助脾。治腸風下血。消積除脹、治喉痺、蛀牙、口齒諸病、　火煅紅用之、生用令人瀉。　綠礬燥烈燥濕消積有專功、火煅色赤、則奏功于血分、蓋能使火金合德、土木相合、生化之氣相煦為功也、故能理脾陰、和脾氣、小兒疳證最為要藥、則以收濇及伐木燥濕

消積為用者未盡其妙也、礬為鉄之精、白礬是金藏水中故潤下、緑礬是金至于木、故烯烈、反胃吐食、白麪二斤半、蒸作大饅頭一个、頭上開口剜空、將皂礬填滿、以新瓦圍洼、鹽泥封固、挖土窑安放、文武火燒一日夜、取出為末、棗肉為丸梧子大、每服二十丸、空心酒湯任下、忌酒色、腸風下血、虛弱甚者、二服取效、緑礬四兩、入砂鍋内新瓦蓋定鹽泥固濟煅赤取出、入青鹽生硫黄各一兩、研勻、再入礶中、固濟煅赤取出出火毒、研入熟附子末一兩、粟米粥糊丸梧子大、空心米飲温酒任下三十丸、血證黄腫、緑礬四兩、百草霜一升、炒麪半升、為末、炒糖和丸梧子大、每服三四十丸、食後薑湯下、　脾病黃疸、綠礬四兩煆成赤珠子、當歸四兩、酒浸七日、焙、百草霜三兩、為末、以浸藥酒打糊丸梧子大、每服五丸至七丸、溫水下、一月後黃去、　食勞黃病、身目俱黃、青礬入鍋內炭煆赤、米醋拌棗肉為丸梧子大、每服三二十丸、食後薑湯下、　小兒疳氣不可療者、綠礬煆赤、醋淬三次為末、棗肉和丸菉豆大、每服十丸、白湯下、日三服、　走馬疳瘡、綠礬入鍋內炭火煆紅、以醋淬三次為末、入麝香少許、溫漿水漱淨摻之、　服綠礬者。終身忌食蕎麥。犯之立斃。

本草述錄卷一終

本草述録卷二

草部上

甘草 惡遠志。反大戟芫花甘遂海藻。甘平。炙則溫。通入手足十二經　和諸藥解。百毒。生用瀉火熱。熟用散表寒。去咽痛。除邪熱。緩正氣。養陰血。補脾胃。潤肺。　心火乘脾腹中急痛者。宜倍用之。後天陽氣之原出於胃雖土以火為母而心火又以土為化原脾胃虛則心之化原竭故母反索救于子以乘脾也、心火乘脾、陽不能生陰而反屬陰、故甘溫能緩正氣、即以養陰血火性苦急此火非可以苦寒瀉賴此甘平者緩之即所以瀉之也、　陽虛之熱則宜甘溫。陰虛之火則宜甘寒。兩者或誤去生遠矣。東垣用甘溫以緩正氣，養陰血，非治陰虛也。梢治胸中積熱，去莖中痛，用生。　頭治行，足厥陰陽明二經污濁之血。消腫導毒，宜入吐藥。大豆汁入甘草，名甘草湯，解砒霜烏頭毒，及百毒。肺痿久咳，涕唾多，骨節煩悶，寒熱，甘草三兩，炙，擣為末，每日取小便三合，調服一錢。　諸瘀腫滿，及脹滿病，嘔家，酒家，忌之。

黃耆　惡鼈甲，白鮮皮。甘微溫，入手足太陰氣分，又入手少陽足少陰命門。益肺氣，助胃氣，益三焦元陽，實肌表，泄火邪，生血脈，大夫虛損，腎衰耳聾，虛勞自汗，盜汗，內托癰疽，排膿，止痛，生肌。女子月候不勻，崩帶，氣耗血虛，百病。

衛氣出下焦，肺之以息往來者，亦根于腎，宗氣積于胸中，出于喉嚨，以貫心脈而行呼吸，胃為後天生氣之原五臟六腑皆受氣、是則衛氣、三焦之氣、宗氣、胃氣、皆統于肺、所謂肺調百脈、游行于三焦之位、歸于命門者也、故益元氣、補三焦、溫分肉、實湊理、其理一貫也、然黃耆補氣而又能生陰者、血為液所化、液即氣所化。衛氣已平。營氣乃滿。而經脈乃大盛。化血生血。乃竟其氣之用也。合脾與腎以上至于肺者肝也。合心與胃以下至于腎者肺也。肝得乎水中之火。所以為陰中之少陽。故主升。如水不足是先撥其本也、即水中、火鬱。則升之機亦病、而氣病矣。肺得火中之水。所以為陽中之少陰。故主降。如火不足是亦先撥其本也、即火中之水鬱。則降之機亦病、而氣病矣。若脾以水為體。以火為用。坎中之離。借風木以上交。故脾能化氣于上。而胃為表。以達之胃。以火為體。以水為用。離中之坎。借燥金以下交。故胃能化血於下。而脾為裏。以統之。故黃耆補元氣。即能生營血。而水火金木之機。胥無不平。　小兒脾胃伏火。勞役不足。及服巴豆之類。胃虛而成慢驚者。當於心經中以甘溫補土之原。更于脾土中以甘寒瀉火。以酸涼補金。使金旺火衰。風木自平矣。宜黃耆湯炙黃耆二錢人參一錢炙甘草五分白芍五分水一大盞煎半盞溫服此東垣方。　小便不通。黃耆二錢水二盞煎一盞溫服。小兒減半。　氣虛白濁。黃耆鹽炒半兩茯苓一兩為末每服一錢白湯下。　老人閟塞。黃耆陳皮去白各半兩為末每服三錢用大麻子一合研爛以水濾漿煎至乳起入白蜜一匙再煎沸調藥空心服甚者不過二服　腸風瀉血黃耆黃連等分為末麵糊丸菉豆大每服米飲下三十丸　咳嗽膿血咽乾乃虛中有熱不可用涼藥好黃耆四兩甘草一兩為末每服二錢鹽湯下　胎動不安腹痛下黃汁黃耆川芎各一錢糯米一合煎服　有表邪者氣實者胸膈閉悶有滯者陽盛陰虛者病人多怒肝氣不和者勿服

人參甘微苦微溫入手太陰經　補五臟元氣安精神主虛損百病生津液瀉虛火去蘆用　蘆苦溫吐虛勞痰飲　丹溪治一女子年踰笄性躁味厚夏月因大怒而呃作作則舉

身跳動脈不可診神昏不知人視其形氣俱實。遂以人參蘆半兩逆流水一盞半、煎一碗飲之、大吐頑痰數碗、大汗昏睡一日而安、人參入手太陰肺。補陰中之陽。蘆則反大瀉太陰之陽。怒則氣逆。肝木乘火侮肺。故呃大作而神昏。吐痰盡則氣降而火息。金氣復位。胃氣得和而解。又一人作勞發瘧。服瘧藥變為熱病。舌短痰嗽。六脈洪數而滑。此痰畜胸中非吐不愈、以參蘆湯加竹瀝二服湧出膠痰二塊次與人參黃芪當歸煎服半月而愈、

黨。參甘溫、入手太陰經、足太陰經、　主治同人參、但力薄遠不逮。

沙參。甘微苦微寒。厥陰本經藥。兼入肺脾二經。　治肺熱。養肝益脾。療血結。胸痺結熱。久咳肺痿。驚氣疝氣。　入肺經氣分而兼益血者。肝合于腎。上升以致于胃。而後天之氣乃生。肺合于心。下降以致于脾。而後天之血乃成。其中有金木相媾之妙。肺之陽亢而陰微。則木無以媾于金。而不得上升于胃。金亦不得媾于木。而無以下降于脾。惟肺之陽合于陰。陰和于陽。而後氣能呴之。血能濡之。肝之氣有所養。而血有所藏矣。

卒得疝氣。少腹及陰中相引而痛如絞。自汗出。欲死者。沙參擣篩為末。酒服方寸匕。　婦人白帶。沙參為末。服二錢。米飲調下。

桔梗。苦辛微溫、入手太陰氣分、及足少陰經　治咽。喉。痛。鼻塞。肺熱。氣促嗽逆、清利頭目。胸膈滯痛。開提氣血。下一切氣。腹痛腸鳴幽幽。療肺癰。養血排膿。補內漏。口舌生瘡。　桔梗為氣分之藥、而腎為氣之元、苦則至下、況二陰至肺采則此味固不專于上升為功也、

薺苨甘寒、解百藥毒。殺蠱毒。熱狂溫疾。利肺氣。治消痺胃毒箭及蛇蟲咬、封疔腫。　生薺苨根搗汁、以滓塗疔、汁服一合、三度即愈、

萎蕤。（即玉竹）甘平、入足陽明足太陰、兼入足厥陰經　補中益氣、除煩悶、止消渴、潤心肺、風溼、四末。腰痛、心腹結氣、溼毒腳

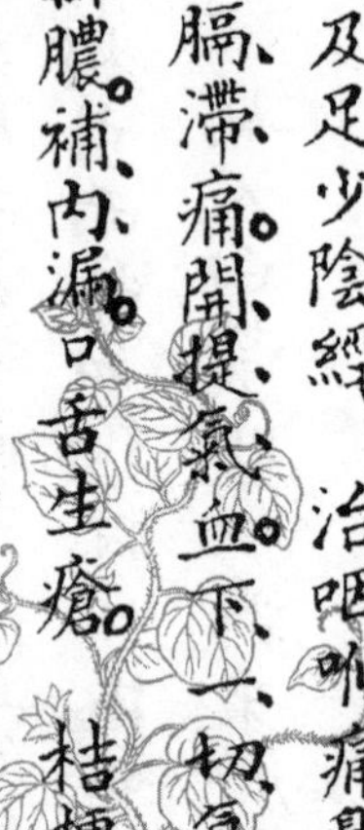

弱風毒熱痺跌筋結肉諸不足惟有熱者不可用　萎蕤中
土之藥中土職升降之樞而一陰為獨使就中土生化之地
神其升降而榮衛大通土木不相為病而相為用則生機全矣
此品能和肝脾使土木交相為用故脾胃之標本病及肝之
本病榮衛不和等病須用之　升降咸宜則陰降而陽隨之
以降陽升而陰隨之以升故能除煩熱止消渴潤心肺
知母苦寒　足少陰本藥入足陽明手太陰氣分　治消渴熱
中除邪熱瀉膀胱熱腎之邪火有餘滋腎陰並治陽明火熱
傷寒久瘧煩熱熱勞往來有汗骨蒸火炎肺嗽　痰嗽自胸
膈下塞停飲至于臟腑用知母貝母各一兩為末巴豆三十枚

去油研勻每服一字用薑三片二面蘸藥細嚼咽下便睡次早必瀉其嗽立止壯人乃用之 久嗽氣急知母五錢炒杏仁薑水泡去皮尖焙五錢以水一鍾半煎一鍾食遠溫服次以蘿蔔子杏仁等分為末米糊丸服五十丸姜湯下以絕病根 陽虛脾胃虛腎虛溏泄等證弗服

肉蓯蓉 甘酸鹹微溫入足少陰經手厥陰經 強陰益精氣男子絕陽不興女子絕陰不產療五勞七傷補中男子泄精血遺瀝莖中寒熱痛除膀胱邪氣腰痛女子血崩帶下癥瘕陰中痛 泄瀉禁用腎中有熱陽易興而精不固者忌之

瑣陽 甘溫入足少陰經 補陰氣益精血利大便潤燥養筋治

痿弱、

天麻辛、平、入足厥陰氣分　助陽氣、療風虛。眩暈。頭痛。善驚失志、語多恍惚、通血脈。利關竅。諸風濕麻痺拘攣、癱緩不隨、小兒風癇驚氣　陽虛則風虛風木由陰以達陽、有病于清陽不升、濁陰不降。肝木升發之氣不暢。致生虛風者。有因脾胃為病。土敗木侮、而生虛風者。天麻抽苗徑直而上、結子成熟、復返幹中而不有自內達外自表入裡之功能。暢風化。而鎮風變。故風虛之、不能達于陽。如眩暈頭痛、小兒驚癇等症、風虛之不能宣于陰、如諸風溼痺、四肢拘攣等證。均治之、故有風不動、無風自搖、與獨活同而功迥殊、　天麻丸消風化痰、清利頭目。

寬胸利膈。治心忪煩悶。頭暈欲倒。項急。肩背拘倦。神昏多睡。肢節煩痛。皮膚搔癢。偏正頭痛。並宜服之。天麻半兩。川芎二兩為末。蜜丸芡實大。每食後嚼一丸。茶酒任下。煨熟切酒浸焙乾用。

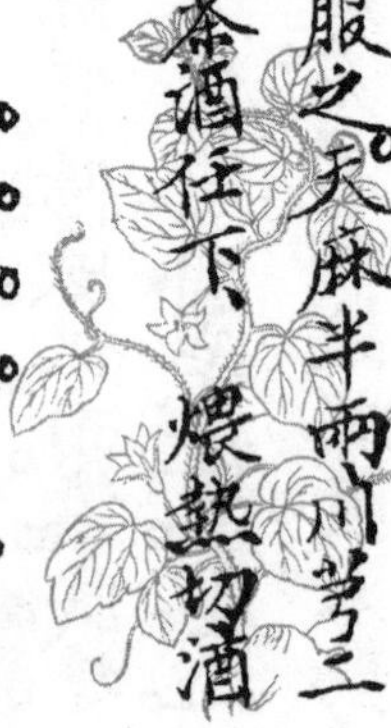

白朮 苦溫。入足陽明太陰厥陰少陰經。除溼益氣。理胃益脾。消溼痰虛痰。逐水飲。胃脘虛痛。止脾虛嘔逆。泄利。水腫。四支困倦。逐皮間風水。結腫。足脛水腫。利腰臍間血。治衝脈為病。逆氣裏急。臍腹病。補肝風虛。　脾主溼。然陰中有陽。為胃行氣于三陰三陽者也。溼困則陰中之陽困。白朮健運之功。益胃陽以化脾陰。故得水火相召。元氣于是暢矣。脾主地氣。

胃主天氣脾不得天氣之名則地氣不上行、胃不得地之和、則天氣不下施、所治諸症、非病于陽之不能健運。即陰之不得陽以運化者也。除濕者胃之功至脾也。益氣者即由脾而歸胃也。益氣便能和血。水火互名也。故益脾而肝腎皆益。亦胃得地氣之和而下施。又足三陰同起于下也。惟陰虛而陽熾、者、不可投。每見粗工于陰虛症理脾亦用參朮。大屬瞶瞶。溼有寒熱、屬于寒者陽鬱陰中而不升。地氣因天氣之鬱、遂化為溼。屬于熱者陰困陽中而不降。地氣受天氣之爍、亦化為溼。總之化溼者皆陰、陰之化溼者。皆本於陽之不能化。惟一寒一熱則虛實迥異、而投治亦殊、虛者補正以益氣如白朮茯苓是也。實者不等于真氣之不足，乃病于真氣之受傷，必先除所傷之邪，如昔人謂連蘗梔黃皆可燥溼，不執二朮為用者是也。蓋抑陽則陰化，陰化則液行，液行則溼除，溼除則氣益矣。　濕熱之症，無如七情所傷者，傷于陰而不能化陽，以致氣鬱成溼，溼鬱化熱，但究其本，是陰氣有傷，非若陰盛而蓄陽之溼熱也。雖不宜寒降，宜除溼理脾，不可投二朮之辛燥以亡陰。粗工又類以虛火治，不知此症關于神思，乃陽中之陽傷，雖以純陰濡滯，純其化原，雖曰不宜湊陽，又切慮其滯陽，即二冬亦當慎也。惟宜茯神石棗丹皮滋降其火，茯苓苡仁木瓜車前犍脾行溼，佐山查菖蒲以行溼滯。

脾虛泄瀉白朮五錢白芍一兩冬月用肉菓煨為末米飲糊丸梧子大米飲下五十丸日二 溼瀉暑瀉白朮車前等分為末白湯下二三錢 久瀉滑腸白朮茯苓各一兩糯米炒二兩為末棗肉拌食或丸食之 老小滑瀉白朮半斤山藥四兩炒為末飯丸量人大小米湯下或加人參三錢 瀉血萎黃積年不瘥者白朮一斤研末乾地黃半斤蒸熟搗和乾則入酒丸梧子大每服十五丸米飲下日三服 惡鐘乳石見千金方

蒼朮 苦溫入足陽明太陰手陽明太陽經 除溼解鬱疏滯寬中發穀氣強脾胃治溼痰留飲治瘻消腫滿止寒溼嘔逆下泄冷利風寒溼痺脾溼下流濁瀝帶下陰寒疝氣同黑

豆酒人乳蒸晒三次先用泔浸熬濃汁隔湯煉成膏每斤和煉蜜一斤白湯調服治痺常服亦佳、桑椹地黃首烏各一斤熬濃汁濾清下蒼朮四兩浸之先如法洗浸過去皮切片晒乾復浸汁盡為度細末又以人乳拌勻晒乾數次煉蜜為丸白湯或酒吞名蒼朮丸、 消渴痰火少血一切陰虛症禁用胃有熱者亦忌

狗脊 甘苦微溫入足少陰太陽厥陰經、 治腰背強機關緩急周痺寒濕膝痛脚弱毒風軟脚腎氣虛弱風邪淋露少氣目暗風虛 經脈者所以行血氣而營陰陽濡筋骨利關節者也腰脊者人之大關節也邪氣惡血阻留則傷經絡而

上下為之不利。腎中衝脈、為經脈之海、腰為腎府、脊為足太陽之所行、狗脊主下焦肝腎之陰、能充經脈之血氣、故主關節緩急也、又治風邪毒風者、腎為水臟、全賴風木以達陽而化陰、風木虛則陽不達而陰因之不化、則寒溼病乎血、血病則風化自病、而為風邪、久之為毒風、還病于腎臟、而為腎臟毒風。或有化為溼熱以為肝種種之病者皆生風虛也、此味能益腎氣、若主輔得宜、使陽得達而陰得化、有何關節不利、而風溼不瘳乎、但此味不能獨任、必有為主者、而此特佐之耳。　腎虛有熱。小水不利。或短濇赤黃。口苦乾。皆忌之。

巴戟天　惡雷丸、丹參、　辛、苦微溫入足少陰厥陰經、　主大風邪氣、陰痿不起、補中益氣、治男子夜夢泄精、強陰、益精。治少腹及陰中相引痛。療腳氣、　發陽于陰中。即強陰于陽中。故能益元氣。氣盛即能攝精也。此從陽生陰之品。與從陰生陽之劑各有所宜、　有嗜酒而病腳氣甚危。以巴戟半兩糯米同炒、米微轉色去米不用、大黃一兩剉炒、用為末蜜丸溫水服五七十丸、仍禁酒遂愈。嗜酒而病腳氣此為溼熱。大黃去溼熱者也。同巴戟用之、入肝腎而達其氣。俾大黃得以奏效耳、　陽盛者忌用。

遠志　苦溫、入手足少陰經、　強志。補心氣。止驚悸。治健忘。益智慧。開鬱結、小便赤濁、腎積奔豚。　能於至陰之地、以發陽。

還能于至陽之地以宅陰上奉精氣于心而腎中伎巧之出亦併之而上故益智慧所謂藏于腎而用于心者也

遠志酒治一切癰疽發背極驗不問初起已消七情内鬱不問寒熱虛實皆愈遠志不拘多少米泔浸洗搥去心為末每服三錢溫酒一盞調澄少頃飲其清以滓塗患處蓋遠志有升降水火之能故宜于癰疽惡毒而能開鬱也

小便赤濁遠志半斤茯神益智仁各二兩為末酒糊丸梧子大空心棗湯下五十丸

淫羊藿 一名仙靈脾 香甘溫入手厥陰足少陰厥陰經　治丈夫絕陽女子絕陰益氣力强志一切冷風勞氣筋骨攣急莖

中痛補腰膝。入命門補真陽昔人治氣虛陽道不舉者、入此于補中益氣湯。引後天之氣歸元、裕陽也。

元參　苦寒入足少陰腎經、除陰中、氣分、游火。清三焦、氣、散游風。明目並喉舌熱浮為病。除心煩。解斑毒。散瘰癧、管領諸氣浮游之火或炎或聚者。皆能清散同升麻甘草等分水煎、治發斑咽痛。　同大力子半生半炒兩許為末、新汲水服治喉、急痺風。　同貝母連翹、甘草、括樓根、薄荷、夏枯草、治瘰癧。　同知母、麥冬、竹葉、治傷寒陽毒汗下後熱毒不散。心下懊憹煩不得眠。心神顛倒欲絕。　同黃連大黃等分蜜丸、治三焦、積熱、　虛、而、寒、者、切禁。

地榆　苦微寒、入足厥陰、少陰、手陽明、足陽明、　主下焦、血積熱、血痢。腸風下血、女子月經不止、　純陰之味、專於沈降、　虛寒。勿用。

丹參。　苦微寒、入手足少陰、足厥陰經、　益氣養血。通利關脈。治癇痓健忘、寒熱積聚除癥瘕、心腹邪氣腰脊強骨節疼痛、女子胎前產後、一切血病、　水中有火而氣生、水上合于火而氣化。火中有水而血生。火下合于水而血化。丹參水中有火、而水至于火、以達其氣、故能行滯血。生新血。　寒疝腹痛。小腹引陰中痛。自汗欲死。丹參一兩為末、每服二錢、熱酒調下、妊娠。無故。勿服。

紫參一名牡蒙、苦微寒、入足厥陰血分、亦入足陽明經、治心腹中積聚、寒熱邪氣、散血滯、療腸胃大熱、

黃連忌猪肉。苦寒、入手少陰陽明足少陽、陽明太陰厥陰經、治中焦鬱熱。煩躁。惡心。兀兀欲吐、心下痞滿。溼熱腹痛熱痢。腸澼。膿血療暑毒、天行熱毒、脇及少腹邊痛、小兒疳氣、鎮肝涼血、厚腸胃、黃連苦寒、何以入心、其寒水之化、本合于離中之坎、且苦味入火也、氣血虛者忌用。

黃芩。苦寒、入手太陰陽明經、瀉肺熱。去上焦溼熱、除脾溼、瀉大腸火、止熱瀉。下痢膿血、益膀胱寒水滋化源、上焦陽中有陰、故氣能化、陽實而不得陰以化、則氣不

行而熱乃化溼，黃芩入肺經氣分，瀉陽實而補陰虛，氣化得行而溼熱自去。　脾胃虛熱者，中下虛寒者，並忌。

秦艽　惡羊乳。　苦辛微溼，入手足陽明經，兼入足少陽、厥陰，治寒熱邪氣，寒溼風痺，肢節痛，療風無問新久，通身攣急。除陽明風溼及腸風瀉血，養血榮筋。　秦艽有一升一降之能。升達天氣，降達地氣，陰陽之經自無或壅矣，陰氣從足上行，陽氣從手下行，陰本降，陰之升者隨陽以升也。陽本升，陽之降者和陰以降也。在人身經絡有陽之順而升，乃得陰之逆而上；有陰之順而降，乃得陽之逆而下。陰陽錯綜象之，故能使氣血悉歸條理，而脈絡無不貫通，不如諸風劑但以上升為功也。　腸風瀉血乃肝之經絡不能納血、而風淫于腸胃者、根有羅紋左旋者佳、右旋者不堪入藥、令人發腳氣。

柴胡　苦平、入手足少陽、厥陰經、　升清陽、達胃氣、去結氣、散肝、胆、三焦、包絡相火。散肌熱、寒熱往來、並治瘧、婦人熱入血室、　虛而氣升者、忌之。陰虛、虛火熾者、同忌。

前胡　辛苦微寒、入手太陰少陽足陽明太陰、　散心腹結氣、膈上熱實、痰滿胸脇中痞反胃嘔逆喘嗽、痰厥頭風、散寒熱邪氣、散結、下氣。　陰虛之痰嗽、氣虛之逆滿、並禁用。

防風　辛、甘溫、入足厥陰手足太陽手太陰足陽明太陰經、

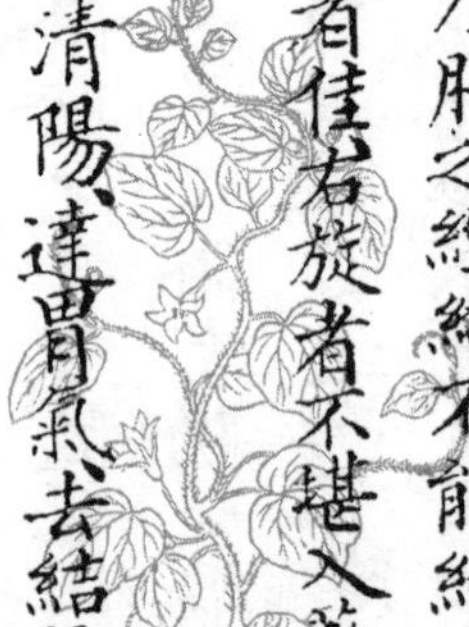

治上焦風邪、瀉肝氣、通利關脈、散經絡中溼、周身肢節痛、大風頭眩痛、散頭目中滯氣、上部見血、散結、瀉上焦肺實、防風治風化之溼、　產後血虛發痙、及諸陰、陽虛並忌。

獨活　甘苦辛、微溫、入足少陰經、　治一切風氣、筋骨攣拳痠痛、中風溼冷、奔喘逆氣、足少陰伏風、少陰頭痛、兩足寒溼痺、百節痛風。

羌活　辛苦溫、入手足太陽、足厥陰、少陰經、　治風邪在表、太陽經頭痛、骨節痛、項強、並搜肝風、瀉肝氣、風溼相乘、風寒溼諸痺、　羌活能暢太陽寒水之鬱、太陽挾督而行、故治督脈為病、脊強而厥、　治風溼相乘者、非謂其風能燥溼也、腎主水、腎之真陽不暢、水鬱即化溼、從風化以暢水中之陽、正所以除溼、即舉外受之溼、亦能治之矣、營行脈中、每患于溼以為血病、血病則邪氣住留經絡、傷而關節病、故為諸痹、肝藏血而主經絡、羌活達陽以化溼、即能暢陰以和風、方書治大便祕屬風者、類用羌活、夫大便祕患于燥也、燥者血不足也、乃以風藥燥之乎、則知羌活能舉陰以升、而裕血之用。不徒以燥溼為功矣。昔人謂太陽厥陰同一治、於此可參

氣、血虛者、忌用。

苦參　苦寒、入足少陰經、療時氣惡病、大熱狂邪、行結熱、少腹熱痛、治熱毒風、赤癩眉脫、療疹殺蟲、小便不通、小便不禁、

痔、苦參氣沈、直入至陰、所治諸證、皆熱傷真陰、故以此對待之、其治熱毒風者、風為陽之淫氣、實陽之鬱氣、陽為邪所侵則鬱而化風、是即陽之淫氣化風、漸已化、為熱矣。是淺而病乎衛者也、自衛及營以病于血、更積久而熱之壅乎血者、就血中而為毒熱、毒之所化、遂病于腎肝之真陰、而為熱毒風、治風熱之在衛者、止散陽鬱之邪而清其氣、治熱毒之病乎真陰者、必直驅其傷陰之邪、而用至陰以勝之、如苦參輩是也、蓋惟至苦能從熱而化之、惟氣沈能從結而散之、然無大熱而肝腎虛者、將沈寒直入、大傷元陽、矣。慎之。

熱病狂邪。不避水火。欲殺人。苦參末、蜜丸梧子大、每服二錢、亦可為末二錢水煎服、醋煮苦參、治天行病四五日結胸滿痛壯熱、取吐即瘥、或溫覆取汗、小腹熱痛、青黑或赤色不能喘。苦參一兩、醋一升半、煎八合、分二服、徧身風疹癢痛不可忍。又多痰涎。夜不得眠。始抓之則爛徧體無皮發腫、流膿水不知者以丹毒治之、愈甚惟用苦參一兩皁角二兩、熬膏和苦參末丸梧子大服三十丸、仍以苦參煎水洗之、溼爛者末糝即愈、大風癩疾、苦參末二兩、以猪肚盛之、縫合煮熟、去藥、先餓一日、次早先飲新水一盞、將猪肚食之、如吐再食、待一二時、以肉湯調無憂散五七錢服之、取出大小蟲一二萬、為效後以皁角一斤、苦參末調糊下何首烏末二兩、防風當歸末各一兩芎藥末五錢人參末三錢丸梧子大每服三五十丸酒茶任下日三服仍用麻黃苦參荊芥煎水洗之。疥癩及大風。手足壞爛一切風疾。苦參二斤荊芥穗一斤末水糊丸梧子大每服三十丸茶下。

升麻。 辛苦溫入足陽明太陰經。 升清陽奉生氣治陽陷眩暈。久泄下利後重。遺濁帶下崩中血淋下血消遊風發散本經風邪。瘰喉痛口瘡牙根爛臭辟時氣毒癘邪氣蠱毒入口皆吐消斑疹緩帶脈縮急同鬱金治蠱毒不吐則下。 虛陽上浮陰虛火動者咸忌之。

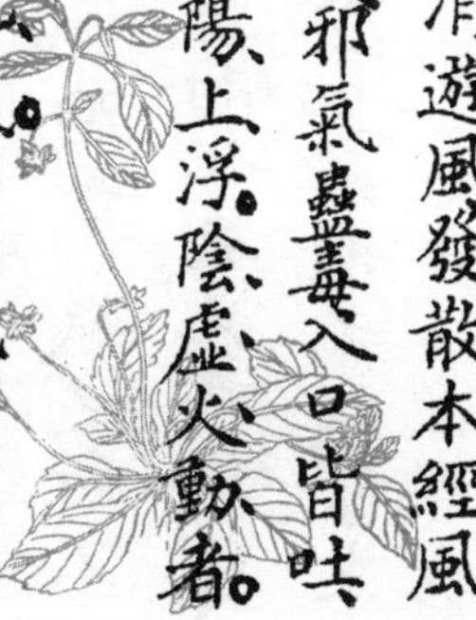

延胡索。 苦微辛溫入足厥陰經 活血化氣治心氣小腹痛

暴腰痛、通經絡、活精血、調經崩中淋露、腹中結塊、暴血衝、並理膜外氣塊痛。行血中氣滯。氣中血滯。疝氣、氣之所不噓。即血之所不濡。凡就氣以溢血。欲活血而化氣。此為要藥、膜升氣疼、及氣塊。延胡索為末、猪胰一具切塊煮熟、蘸末頻食之、　血熱、為病。禁服。

貝母　苦微寒、入手太陰肺經、　潤肺清心、滌熱、消痰。療喘嗽開、鬱、結。和中氣、下乳汁　小兒晬嗽痰壅。貝母五錢、甘草生熟各二錢為末、炒糖丸芡子大、每米飲化下一丸、　孕婦咳嗽。貝母去心麩炒黃為末、炒糖丸芡子大、含咽一丸、神效、　寒溼痰。及食積痰火作嗽者。禁用。

茅根　甘寒入足陽明太陰手太陰經　止諸血吐衄婦人崩漏淋瀝除伏熱在胃除內熱肺熱喘急止渴利小便並水腫黃疸　茅根以清陰而達至陽之化故能裕陰和陽其治血非以通利為功亦非以止蓄為用　溫痛熱噦乃伏熱在胃令人胸滿則氣逆也茅根葛根煎汁飲之噦止停服　水腫因飲水多小便不利白茅根一大把赤小豆三升水三升煮乾去茅食豆水隨小便而下　寒溼者勿服

龍膽草　苦大寒入足厥陰少陰經　治肝胆熱邪下焦溼火溼熱黃疸療目赤腫諸患　胃虛血少者禁用

細辛　辛溫入足少陰厥陰經　治少陰頭痛風寒頭痛溫腎

寒、療百節拘攣風溼痺痛、益肝膽、通精氣、治督脈為病、脊強而厥。 治陽鬱之風。 少陰脈不至頭、然有痛者、為陰寒盛氣所逆也。 太陽經氣為少陰寒氣所鬱、則病及於督。細辛散內寒而通真陽。故治督病。內熱及火升上炎。上盛下虛。血虛、頭痛。皆禁用。

白前　甘辛微溫、入手太陰經　治胸脇逆氣、咳嗽上氣、呼吸欲絕、腎氣奔豚、肺氣煩悶、　下之真陰不足、即無以召上元陽、無以吸上。而氣不降。上之真陽不足。即不能下之。陰無以歸下。而氣亦不降。此皆屬虛。非白前輩所可療。若內外所感偏盛所成者。上實而下即虛。如痰熱上壅。下即陰虛。陽愈失、陰而亢。氣則不降。下實而上即虛。如奔豚腎氣上即陽虛。陰愈逼陽而僭。氣亦不降。　咳嗽喉中作聲、一味白前湯、久咳上氣。體腫短氣氣晝夜倚壁不得卧、常作水雞聲者、白前湯主之。白前紫菀半夏大戟各三兩水一斗、漬一宿煮取三升、分數十服間進以須藥力之行、　氣虛逆、氣無肺邪壅實者。禁用。

白鮮　鹹苦寒、入足厥陰太陰陽明經、　通關節、利九竅及血脈除溼熱、治黃疸風痺。　血虛能生風、血滯亦能生風、血滯者不獨因寒、即熱而氣傷者亦使血滯、則白鮮有專功矣。　下部虛寒者勿用。

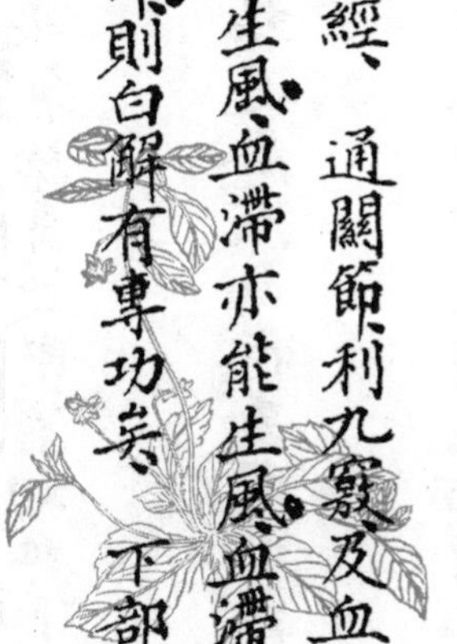

貫衆　苦微寒、有小毒、　治腹中邪熱氣、諸毒、軟堅、治衄血、下血、崩帶、解斑疹毒、辟温疫氣、

白頭翁　苦寒、入手足陽明經、　除熱逆、痰、涼血、行毒、頭禿羶腥、鼻衄、　虛寒者忌之。

紫草　苦寒、入手足厥陰經、　涼血活血、療黃疸、利大腸、治斑疹痘瘡、脾虛、便溏泄、不可用。

白薇　苦鹹平、入足陽明厥陰經、　利陰氣、調血脈、療傷中淋露、治風温灼熱多眠、暴中風身熱肢滿、忽忽不知人、狂惑邪氣、寒熱酸痛、療温瘧洗洗、發作有時、婦人平居無疾、忽如死人、身不動搖。目閉口噤。或不知人。眩冒移時方寤。此為血

厥。血少陽氣獨上。氣塞不行。氣過血還。陰陽復通。故寤。出汗過多得之。宜服白薇湯。白薇當歸人參甘草。白薇能歸陽於陰。以化陽分之邪。

胡。黃連 惡菊花、元參、白鮮皮。忌豬肉。 苦微寒、入足陽明、太陰、厥陰經。補肝腸明目、治骨蒸勞熱、五心煩熱、小兒潮熱、久痢、成疳。驚癇婦人胎蒸、前人多以治小兒疳疾、夫疳之所因不一、其成疳未有、不於、脾、胃受病。內、亡、津液者。又、未有、上、下、二、焦、不病。而、成、疳者。津液皆三焦之氣化、中焦治在脾胃、脾胃先病自及於上下二焦、即上下二焦氣化之病、胥於中土受之也。脾、陰困、而、胃、陽、乃、亢。於是氣不化。而血不生。而風、木、之、臟、病。厥陰風

术與下焦命門通。术、火相煽、不惟中土愈病。即下焦真陰之元。亦莫不病焉。此骨蒸潮熱五心煩熱種種諸證所由起也、童子之癆即男子之勞、俱以金水之氣微、木火之勢熾也。但在童子、則專責於土木之交病、以為治耳、或言癆屬溼熱、輒以白术燥之、不知此證由於脾陰先虧、愈燥而愈劇、非若脾氣之陷、术能健之、可以生津益液也。如真氣虛損、或用補養脾陰、如炒白芍炙甘草之屬、少入參以救真氣、要以胡黃連為主、以治木土之交病、斷不可以燥益燥也。

仙茅　辛熱有毒、入手足厥陰經、補命門火、治心腹冷氣、不能食腰腳風冷攣痺、丈夫虛勞無子、益陽道、助筋骨、治一切風氣、陽虛陰盛者、宜之。米泔浸去赤汁、出毒。陰虛禁用。

白及 畏李核、杏仁、反烏頭。苦辛甘微寒、入手太陰肺經、止肺血療肺傷咯血。小便不禁、傅癰疽敗疽死肌、並刀、箭傷。湯火瘡、生肌止痛、白及、收濇中、有洩、熱散結之能、和血、護陽之用。肺損吐血、一味白及米飲調末三錢、奇效。試血法、吐在水盅內浮者肺血沈者肝血半浮半沈者心血各隨所見以羊肺羊肝羊心煮熟、蘸白及末、日日食之。

當歸 辛溫、入手少陰足太陰厥陰血分、養血和血、行血溫中、補諸不足、氣血昏亂、一切血病、血中氣病。腸胃薄弱、溏泄、不思食、食不消者、並忌之。

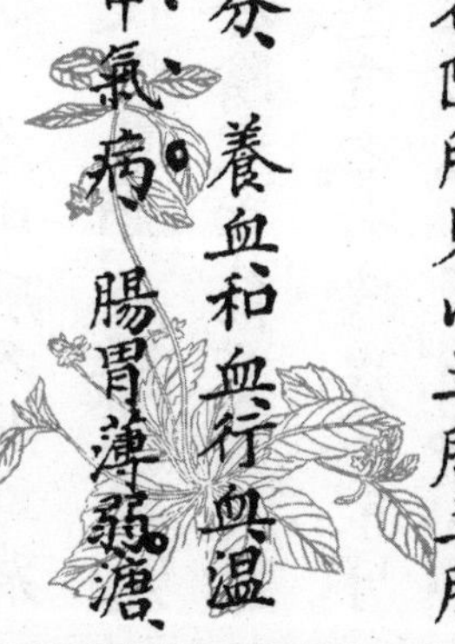

芎藭（畏黃連）辛溫、入足少陽手足厥陰氣分、　治中風入腦頭痛、血虛。頭痛目疾破徵結惡血養新血搜肝氣潤肝燥補風虛開鬱行滯婦人血氣諸病、　能達陽於陰中、即能貫陰於陽中。故陽陷於陰。及陽不能暢陰之證。悉宜之。若陰虛不能守而陽僭於上。及上之陽盛。而陰不為之主者。不可妄投。不止於久服散真氣也。　肝為風血之臟風升之氣以達陰中之陽上行則陽中之陰亦暢。而血和於氣以化。風虛則血亦虛。而升降之機不暢。故川芎治血虛及目疾其功最捷。　上盛下虛及氣弱者並忌之。

撫芎小者是也開鬱散氣寬胸非血虛所宜。

藁本　辛溫入手足太陽經　治太陽頭痛巔頂痛大寒犯腦痛連齒頰寒溼婦人疝瘕右督脈為病脊强而厥　溫病頭痛及溼熱等證皆不宜服　寒自下受鬱久化為熱鬱熱上行歸於太陽以致巔頂痛者不可恃此

白芷　辛溫入足陽明兼入手陽明太陰經　治陽明經頭痛解利陽明風溼及治眉稜骨痛和氣活血療諸痺心腹血刺痛女子血風眩暈赤白血閉治目病齒痛耳病　白芷具春夏之氣正合於兩陽合明之氣故能象陽明之盛而一切陰蝕之氣不能干風寒之邪散於氣分而血分之陰結而污濁者益能解利也　血熱者忌

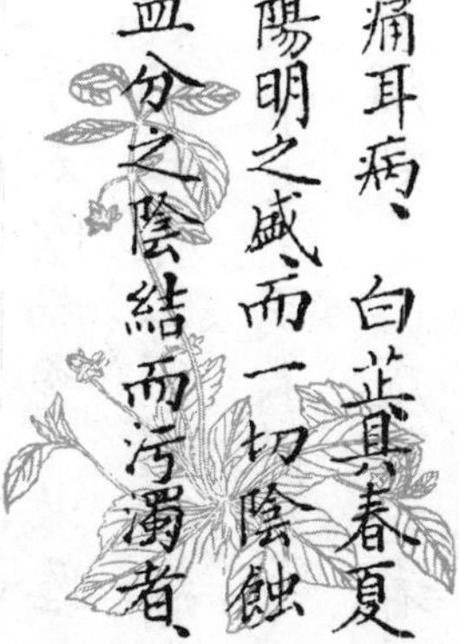

芍藥　酸平入足厥陰肝太陰脾經、又入手太陰肺經、收陰氣、泄肝。安脾肺。收胃氣理中氣斂逆氣。和血脈、止下利腹痛後重。及血虛、腹痛。肝血不足。婦人赤白帶下小便不利、

赤芍　苦利溼熱、利大小便散瘀血解煩熱、陰虛陽亢者。則用白芍。取其收陰和陽以補之。陰實而陽鬱者。則用赤芍。取其升陰導陽以瀉之。

丹皮　辛、寒入手足厥陰、足少陰經、治血中、結氣。行血中伏火。除煩熱。治神志不足。無汗骨蒸。衄血、吐血。去腸胃留血。女子、經脈不通。血瀝腰痛瀉陰胞中火。丹皮能引血歸肝。故嘔吐血必用之、氣結於血中、則瘀而或化為火。血中伏火、

即結氣也。陰胞乃關元血海。上與心包絡緊相應。胞繫於腎。而胞脈屬心。而絡於胞中。陽氣上下交通也。丹皮入心包絡。又入腎。故能瀉胞中之火。血病寒濇者不可用。

木香　辛溫。調諸氣。和胃。行肝氣。升降滯氣。療心腹冷痛。嘔逆反胃。霍亂泄利。膀胱小腸凝寒為病。衝脈為病。逆氣裏急。久冷聚塊。安胎。健脾。三焦氣分之葯。肺虛有熱者。慎勿犯之。氣虛陰虛。由熱諸病。有火者。並禁用。

高良姜　辛苦大溫。治內冷腹痛。霍亂吐瀉。溫中下氣。破冷癖。心脾久冷作痛。胃寒噫逆。胃口一點痛者。多因怒及受寒而起。高良姜酒洗七次焙研。香附醋洗七次焙研。病因寒

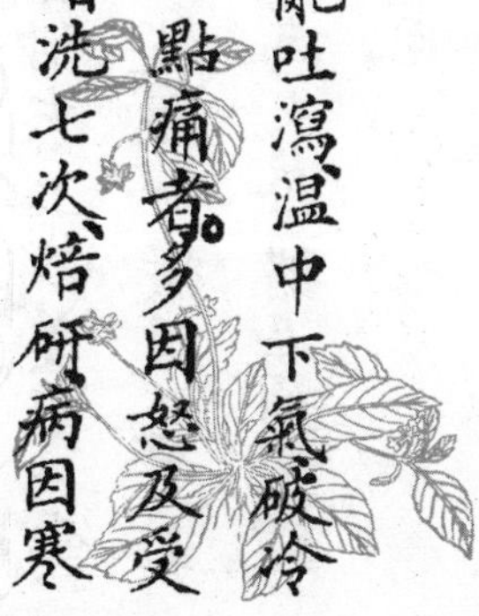

得用姜末二錢附末一錢因怒得用香附末二錢姜末一錢寒怒兼有各半以米飲加入生姜汁一匙鹽一撮服之立止

心脾冷痛高良姜三錢五靈脂六錢為末每醋湯調二錢

胃火作嘔傷暑霍亂心虛作痛咸忌用

砂仁　辛溫濇微鹹入足太陰少陰手足陽明經　醒脾開胃益腎行氣散寒飲脹痞嘔吐冷瀉宿食不消調女子崩帶安胎引諸藥歸宿丹田　人身水中有火而氣生水上合於火而氣化水勝於火則傷氣之用火勝於水則傷氣之體火勝於水則傷血之用水勝於火則傷血之體故治氣病切戒辛燥此味能調脾腎而諸臟腑之因於脾胃者亦治

之若血熱火炎者。氣弱者未可強投也。　胎婦氣虛不可多服。反致難產。

益智仁　辛苦溫。入足太陰、手厥陰、足少陰。　安神。療心氣不足。益元氣。治夢洩、赤濁、腎虛滑瀝及夜小便數。益脾胃。調和諸氣攝水。胃脘痛腹脇痛脹滿積聚。　水能制火之亢。火又能攝水之溢。水濫則土德不行矣。人身君火。火宅水於內。相火。火攝水於外。此物秉真陽之氣。而能攝真陰。則土德具足。非以收斂為功也。合火水之用以歸於土。則中土不匱。而水火二氣合化而不息矣。　小便頻數。脬氣不足也。益智仁鹽炒烏藥等分為末。酒煮山藥粉糊丸如梧子大。每七十丸鹽湯下、名縮泉丸、腹脹忽泄、日夜不止。諸藥不效、此氣脫也。益智仁二兩濃煎飲之、立愈。陰虛有火、凡不因於寒者、均忌。

甘松香 甘溫、 治惡氣卒心腹痛滿下氣理元氣去氣鬱醒脾、

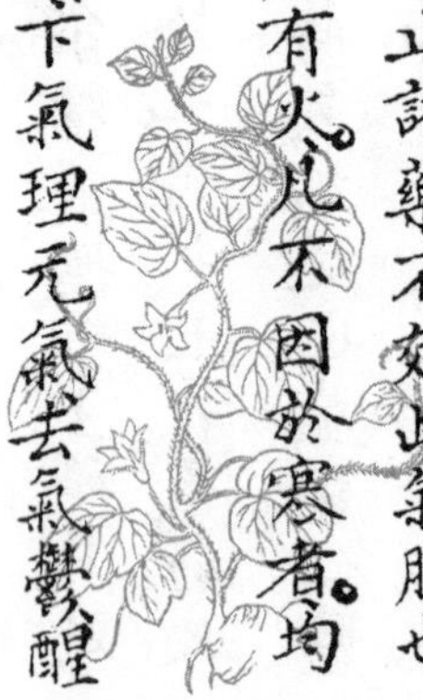

白豆蔻 辛大溫、入手太陰足陽明經、 治胸中滯氣、寬膈進食理上焦元氣。收脫氣、治胃冷食即欲吐、去白睛翳膜、能和寒熱之氣、

草菓 辛熱、入足太陰陽明經、 除寒、燥溼、開鬱、治瘴癘寒瘧、洩利、痞滿痰飲、積聚瘟疫、 草豆蔻俗名草菓、其實性味各別、草豆蔻與白豆蔻相同、但脾胃之用居多、不能如白豆蔻

之氣理耳、老弱虛寒戒用。

肉豆蔻 一名肉果 辛溫入手足陽明經、溫中下氣、固大腸。治積冷心腹脹痛。霍亂冷疰嘔沫、消宿食痰飲。泄瀉滯下。

補骨脂 惡甘草芸苔羊血 辛、大溫、入手厥陰心包、足少陰命門、太陰脾經、通命門、歸元陽。腎氣虛寒。骨髓衰敗。腰膝冷痛。囊溼。逐諸冷頑痺、腎泄。小便頻。收斂神明。使心包之火、與命門通。心包主血、命門主氣。相通則血歸於氣而氣能化精、故補命門而功歸於補髓。命門元陽為水中之火。主靜而不動。三焦乃陰化陽、靜而動之初、氣。故曰元氣之別使。故補腎與三焦之虛、同用肉從容故紙、而補命門、止肉桂附子、水之精為志火之精為神。天氣之火精靜斂。而地氣之水精充盈。水火原為同宮。而神志自為相應也。茲味即水攝火、即火運水、火降於水中。陰得陽化、以益形。水升於火中。陽得陰和、以益氣。世人但以補陽虛而已。　破故紙十兩洗過曝搗胡桃肉二十兩去皮研如泥更以好蜜和令如飴糖器盛之且日以暖酒二合調藥一匙服之、便以飯壓、開水亦可調服、延年益氣悅心明目、補髓添精禁芸苔羊血　二神丸、治晨泄破故紙肉豆蔻等分為末或加木香、　陰虛火動者。不可服。

姜黃　辛、苦溫、入足太陰厥陰、　治心腹結積冷氣、心腹脹痛、風痺臂痛氣證。痞證。脹滿喘噎胃脘痛。腹脇肩背及臂痛。痺疝、兼理血中之氣、方行升出之機、能達上焦之陽。血虛非瘀滯禁用。

鬱金。辛苦寒、入手少陰手足厥陰足陽明經、治血氣心腹痛、及陽毒入胃下血頻痛、失心癲狂、血積蠱毒、尿血血淋、姜黃本於衛之陽以入血、宣血中結滯之邪而利之、鬱金本於營之陰以入血、暢血中精微之化而行之、昔人謂其氣輕揚、治鬱遏不升。故得此名、蓋能升能降、故上而頭目、下而二便、並得投之、皆由氣而暢血也、女子胃口作痛。牽引脇背痛不可忍。鬱金一錢五分、酒炒香附三錢、甘草一錢、水酒各一杯、煎服、立效、厥心氣痛、不可忍。鬱金附子乾薑等分為末、醋糊丸梧子大、硃砂為衣、每服三十丸、男酒女醋下、此因寒水上逆、故與姜附同用、　痔瘡腫痛。鬱金末水調塗之即消、　鬱金七兩明礬三兩為末、薄米糊丸梧子大、每服五十丸、白湯下、治顛狂驚憂痰血絡聚心竅、　斑痘始有白泡忽搐腹作紫黑色、無膿、日夜叫亂者、鬱金一枚、甘草二錢半水半盞煮、乾去甘草、切片焙研末、入真腦子五分、每用一錢、以生猪血五七滴、新汲水下、不過二服、甚者毒氣從手足心出如癰狀乃瘥、此五死一生之候也、　鬱金難得真者、采山茶花可代、燒灰存性、研細調用、　真陰虛及陰分火炎。薄血妄、行、非氣分、拂逆、肝氣不平者。不宜用。

蓬莪茂（音述、一名廣茂）苦辛溫、入足厥陰氣分、治一切氣痃癖冷氣奔豚、霍亂吐酸水、心腹痛、通肝經聚血、諸積聚、婦人血氣結積、通經下血、內損惡血、破氣中之血、血泣於氣中、則氣不通、此味能疏陽氣以達於陰血、血達而氣乃暢、故前人謂之益氣、虛弱者忌用。

荊三稜　苦辛溫、入足厥太陰經血分、治老癖癥瘕積聚結塊、破積氣、破血中之氣、虛人忌用。積聚因七情所結致成有形者、亦須與補劑相須酌用。

香附子　甘苦、微寒、足厥陰、手少陽藥也、能兼行十二經脈氣分、利三焦、解六鬱。散時氣寒疫、心腹中客熱、並憂愁不樂、心忪、少氣、霍亂、吐逆、痞滿、腹脹、食積、痰飲、去瘀血、生新血、婦人崩漏、帶、胎前產後諸病、　血中氣藥。血熱者、禁用。炒黑止崩漏。醋調末、敷乳腫成癰、

藿香。　辛甘微溫、入手足太陰經、　去惡氣。止霍亂。定嘔逆。及心腹痛。散寒濕、暑濕、鬱熱。濕熱、邪熱、外感寒邪。內傷飲食。消風水毒氣、浮腫。山嵐瘴氣。不伏水土。寒熱作瘧。酒毒黃疸、中氣中惡、蠱毒。溫中快氣。　陰虛火旺。胃弱欲嘔。胃熱作嘔。中焦、火熱。溫熱邪實作脹。並禁用。

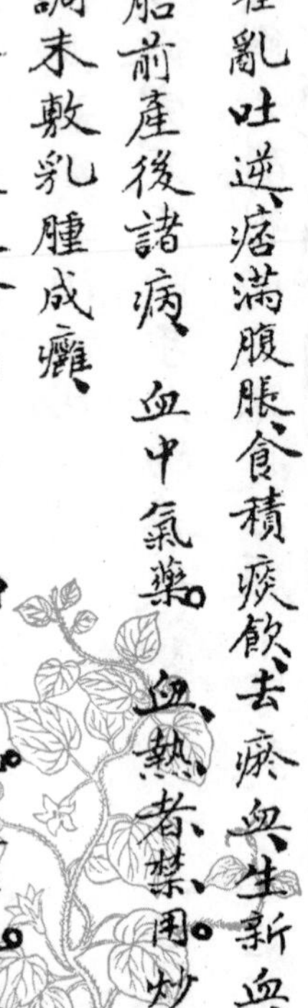

香薷。　辛、微溫、入足陽明太陰、手太陰少陰經、　散金鬱。行清化。和營氣。治霍亂。腹痛吐下。散水腫。利小水。治中暑內熱煩

渴。心外陽而內陰。內者為主。外者為用。肺中脾腎之陰。不得下降入心。則陽無主。而上焦之清濁相干。亂於胸中。氣不升降而為霍亂。熱傷氣者陽中之陰傷也。香茹入肺散鬱而行其清化。則心肺和而氣平矣。　薷朮丸治暴水風水。氣水通身皆腫。服至小便利為效。香茹葉一斤。水一斗。熬極爛。去滓。熬成膏。白朮末七兩。和丸梧子大。每服十丸。米飲下。日五服。夜一服。

薄荷　辛。涼。入手太陰厥陰。兼入足厥陰。　清六陽會首。敺諸熱。生風。中風失音。清利頭目。咽喉口齒諸病。皮膚風熱。小兒風涎驚熱。癮疹瘡疥。陰為陽之守。陽無守則陽淫而風變青風病則風鼓熖而上行。此味辛散以紓陽之壅于上。辛涼可以誘陽之依而下。蓋清氣而風之自熱生者自除。非專其用于風也。表虛、陰虛、血虛、頭痛。及小兒身熱由於傷食或痞積者不可用。

荊芥穗　辛溫。性微涼。入足厥陰氣分。治惡風賊風。口面喎邪。手足筋急。徧身痛痺。通血脈。除濕疸。散結聚。祛風熱。清頭目。頭痛眩暈。目疾。咽喉。吐衄。下血。血痢。崩漏。婦人血風。並脚氣。脫肛。一切瘡病。荊芥有溫升。又有涼降。溫升者俾陽得秉陰以出。治風而血以和。涼降者使陰得先陽以暢。裕血而風亦平。故能升陽於陰中。亦能降陰于陽中。於調血為要藥。

而、不、離、風、藏。蓋風木由陰中之陽以升、本於寒水、由陽中之陰以降、合於燥金、血、所、生、化、之、陰、陽。在、於、肝、木。不特肝之藏血也、俗工止以為風劑耳、　氣虛者慎服。以其辛也。炒黑能止血。

紫蘇　辛溫入手少陰太陰足陽明經、　溫中。達表。行氣。和血通心益脾、利肺。開胃。下氣。消痰。定喘治心腹脹滿、霍亂轉筋。通大小腸治脚、氣。水腫、安胎、　氣上者能宣攝。氣下者能宣發。紫蘇主治在脚氣為多、凡病於氣之脹壅者、所因不一、然、無不、由、于、氣、之、不、能、歸、元、也。人身之陰本於下、其升也陰中之陽、引之人身之陽暢于上、其降也陽中之陰引之紫蘇味

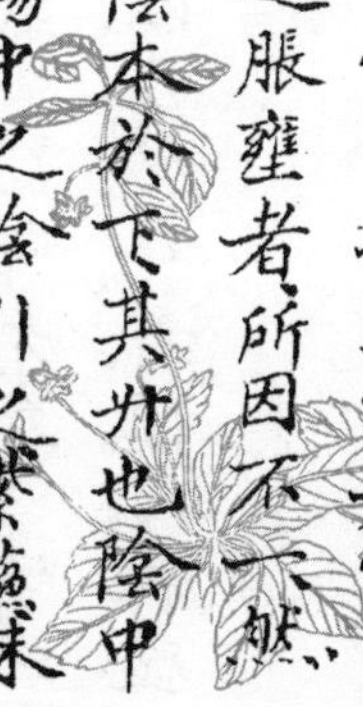

辛入肺、色紫入心、心肺合而氣化、則氣自得歸元矣、咳逆短氣、蘇莖葉二錢、人參一錢、煎服、　陰虛、發熱者、慎用。表虛亦同。

蘇子、　潤心肺。調中下、氣。消痰。開結。治喘急。止霍亂嘔吐反胃。治一切逆冷氣、腰脚中濕氣。風結氣。　肺虛、腸潤者、禁用。

水。蘇（即雞蘇、）辛微溫、入手太陰、足厥陰經、　下氣、辟惡氣、吐血、衄血、崩帶、頭風目眩、口臭、口甜、喉痹、　紫蘇專於氣、水蘇專于血　水火之升降、全藉木與金為之接引、金以火為主、木以金為主、心肺不合、則肺不得其清降之用、而肝之從陰而達陽、于上者、不得陽中之陰以為接引、將木火相煽、而邪熱熾

矣水藉稟金火之氣金勝火劣能使肺氣降于心歸于胃而肝陽亦得陰以和而隨金而下矣故使血歸其藏而諸氣自平其治風者血和而風自熄也

蛇床子　苦辛甘溫入手少陽三焦右腎命門氣分　主男子強陰女子煖子臟溫中下氣利關節虛濕痺毒風瘴痛腰胯酸疼益陽事縮小便男子陰痿濕癢女子陰中腫痛陰汗濕癬多服有子並治健忘消痺赤白濁　蛇床能暢天氣以至地達地氣以至天蓋補陰氣之的劑非可以去濕達陽盡之也酒浸以生地汁拌蒸焙乾用　腎有火及下部熱者勿用

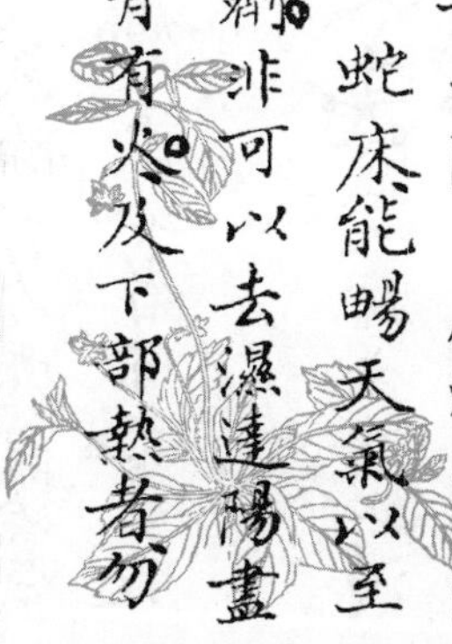

蓽撥　辛、大溫，入手足陽明經。溫中下氣，除胃冷霍亂，冷氣、水瀉虛痢、嘔逆醋心，偏頭痛鼻淵、牙痛。虛冷者宜之。多服動脾肺之火，令人目昏。

蘭草　辛平，入手太陰、足陽明經。利水道，除痰癖，生津止渴，調氣養營。煮水浴風病。浸油塗髮，去風垢。花煮酒治滯痢、

澤蘭　苦微溫，入足太陰厥陰。養血氣，破宿血，利關節，通九竅。消身面水腫並癰腫，頭風目痛，安子產後諸病，血瀝腰痛、

甘菊花　甘平，入手太陰、足厥陰經。治諸風頭眩腫痛，一切目疾，散游風，補陰氣，利血脈。除胸中煩熱，利五臟，調四肢，主肝氣不足。秉金精而兼水化，金水相涵，益陰上品。利血脈

者肺陰下降入心而合於腎脈之至肺者所謂毛脈合精、血生而脈利、肝為血藏司周身之經絡、大暢風升之用、而不病于風眚、故曰益肺氣不足、 黃者入金水陰分。白者入金水陽分、紅者行婦人血分。

艾。 苦。辛。溫入足太陰、厥陰少陰經、 溫下元利陰滯。開結達氣。逐冷。祛濕。血病吐衄。女子虛漏濕帶。利陰氣。暖子宮。妊娠漏血。產後下血不止。用灸百病。其熱氣內注通筋入骨。從陰中達陽。遂能育陰。故惟宜于寒濕血病。而不宜于燥熱之血。病陽盛而更僭之、陰微而更耗之也、 入茯苓三五片、同研易細、

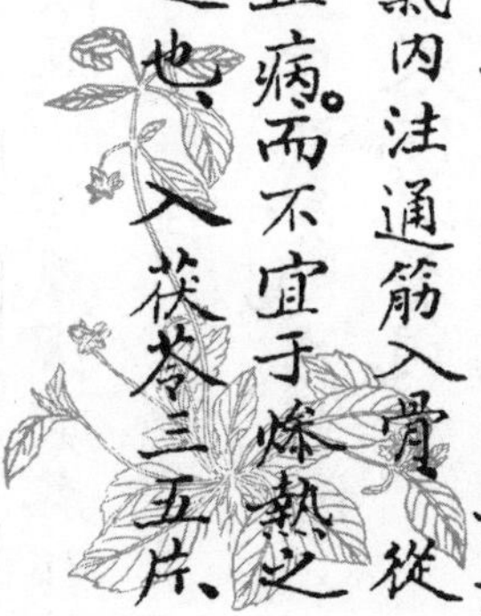

茵陳蒿　苦辛微寒、入足太陽陽明太陰經、　治風濕寒熱邪氣、熱結黃疸。利小便。通關節。去滯熱。時疾熱狂、

青蒿　苦寒、入足少陽厥陰經血分、　主骨蒸勞熱。虛勞盜汗。五心煩熱。生搗傅金瘡、止血止痛、　虛寒作瀉勿用。

茺蔚即益母草子　辛甘微溫、入手足厥陰經、　益氣、通血脈、養肝。明目。調經。行滯。崩帶胎產諸病。

莖葉　治胎動下血、產難產後胞衣不下。血脹血暈血風等證。搗汁服消疔腫乳癰丹遊等毒。併傅之。並治打撲內損瘀血。二便不通、莖葉專于行、子行中有補大益肝膽胎從厥陰始結、產自少陽發伸、故宜此味、

夏。枯草　苦辛、寒、入足厥陰少陽經、　治寒熱、瘰癧鼠瘻。破癥、散癭結氣頭瘡、喉腫、腳腫。濕痺、女子血崩產後血暈、補肝。明目。養陰。和血脈。　陰陽之生化互相根、陽在下由陰而生。在上由陰而化。此草本于陰遇陽之生以生、飽歷陽氣以至陽極遇陰生而枯、非惡陰也。陽極將盡。趨陰以化也。人身之病陽盛而不得陰以化。則氣結而血亦結。如寒熱瘰癧等證是也、以此物之陰遇陽生陽遇陰化者以裕陰而化陽、又如目珠疼、夜更甚。服苦寒藥更甚者、投此立愈、蓋陽趨陰以化、氣化而即能生血、他品之以陰制陽者反不能化血、又失血後不寐、衛氣不得入于陰。宜用半夏湯、半夏亦得一陰之氣而枯者、因半夏燥不宜于血證、代以夏枯草、卧立至、亦陽得陰以化、故陽入于陰中、卧立至也、丹溪謂為禀純陽之氣、又或謂得金水之氣、誤矣。

旋覆花（葉名金沸草）　鹹、甘、微溫、入手太陰陽明經、　治結氣、陰水、消痰。下氣、通血脉。治噫氣。上焦痰水。脇滿、水腫。膀胱留飲、利大腸、治風氣濕痺、去頭目風、　水與血混、則營氣不運、不化液而聚于經絡以為病、此味所以治結氣除水、而即通血脉也、

虛者、不宜多用。

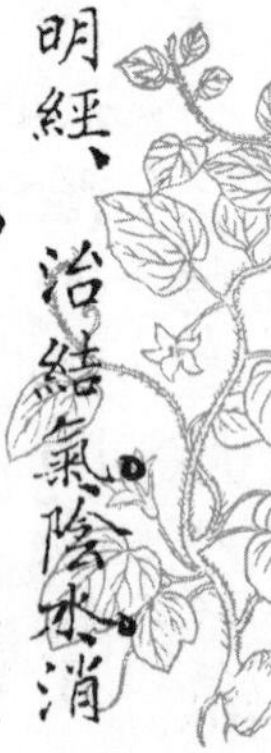

劉寄奴　苦溫、　下血脹、止痛、大小便血。折傷瘀血。婦人經脉癥結、產後餘疾、止金瘡血、　不但快瘀、且能補筋脉之傷

而成瘀者故為破血之補劑。多服令人痢。

紅。花　辛溫、入手足厥陰經血分、主產。後。血暈。口噤。惡露不禁絞痛胎死腹中。活血潤燥。散腫止痛通經。多用破血。少用養血。入酒良。

大小薊　大薊根、甘溫、葉涼、治女子赤白帶。安胎。療崩中下血。一切鼻衄。吐血腸癰腹藏瘀血作暈、打撲傷損、小薊根、甘溫、葉涼治暴下血。血崩。嘔血。金瘡。養精保血。治熱毒風、并胸膈煩悶、止熱、開胃下食、小薊力微、大薊能健養下氣、涼而能行。行而帶補。下氣故能止血。胃虛泄瀉。及氣血虛者不可用。

續。斷　苦微溫、入足厥陰少陰經、益陰、氣補、不足。五勞七傷通宣血脉。利機關。緩急。療折傷。續筋骨。腰痛脚軟。女子崩漏。胎產。癰瘍內潰。止痛生肌。久服益氣力。　益陰中元陽。

苧蔴　甘寒。治小兒赤白丹毒。女子安胎。胎漏下血。血淋。產後血暈。心膈熱。天行熱疾。大渴大狂。　補陰即能行滯血。不但以瀉熱為功也。　胎動下血。用苧根紋銀。入酒煎服。葉治金瘡折傷　同藕葉搗傳。內有瘀血。　順流水絞汁服。血皆化水。

胡盧巴　苦大溫。入右腎命門。　主元陽不足。腎藏虛冷。泄痢冷疝。陰痿。冷痰壅上。陰囊腫痛偏墜。　能歛至水火兩腎之元陽。從水攝火。即從火溫水。　非泛同于辛熱之品也。每與故紙同用，功亦相似。

牛蒡子（一名鼠粘子、大力子）辛平，微涼，入手太陰、足厥陰、陽明經。　明目，補中，除風傷，喉痺，風熱痰壅，咽膈不利，頭面浮腫，風毒腫，諸瘻。散諸結節，筋骨煩熱，毒痛痺攣，消斑疹，瘰，咳嗽傷肺，通十二經。　陰中之陽不升，病在陽，不足而下，鬱為風，是為風虛。宜達陽為主。不宜寒涼助陰也。陽中之陰不降，病在陰，不足而上，壅為風，是為風淫。宜裕陰為主。不宜辛溫助陽也。茲味既非寒涼，又非辛溫，非益陰而能為陰致其用。非益陽而能為陽裕其化。所以風虛風淫胥治，風虛風淫，中氣皆受病，此味胥治之。即所以為補中也。所主諸證，悉由斯義。　肺氣治，而金木有相搆之妙。則風熱之結滯于血氣者無不治。風水身腫欲裂。大力子二兩炒研為末溫水服二錢日三服。風熱浮腫咽喉閉塞。牛蒡子一合半生半熟為末熱酒服方寸匕。

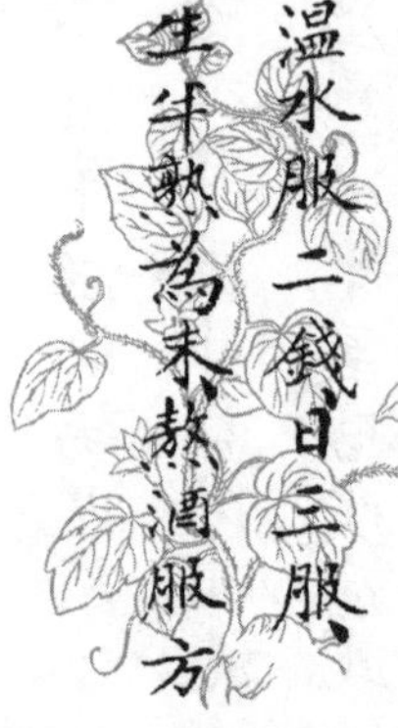

葈耳子。即蒼耳忌豬肉米泔 甘苦溫。治風頭寒痛。風濕周痹。四肢拘攣。鼻淵。一切風氣填髓。煖腰膝。久服益氣。

莖葉。苦辛微寒有小毒。治大風癲癇頭風。濕痺。毒在骨髓。腰膝風毒。血風攻腦。頭旋悶絕。惡瘡疔腫。蒼耳能達至陰中之陽以靜風。故能除骨髓之毒。通頂門達腦。腦者髓之府地氣之所生。至陰之化也。而寔至陰中之陽。有以化液為膏滲骨空自地而上達也。陰中之陽不能至於極巔。斯為風虛。此味之功在療風者。當識此義。下達至陰、上通天氣。故上極巔頂者自下達於腰膝、內徹骨髓者自外徹于皮膚、凡陰中之陽鬱而成濕。為周痺。四肢拘攣、腰膝痛鬱而成熱。為癰疽疔腫、惡瘡、皆不能通天氣之所致。與補風虛之品猶有不同、

治骨髓腰膝風毒。夏月采蒼耳葉為末、水服一二七、冬月酒服。或為丸。每三十丸、日三服、滿百日、病出如瘑疥、或斑駁甲錯為度、并治諸風頭暈。又治血風攻腦。頭旋悶絕、忽死倒地。服一錢效、是物善通頂門連腦、

蒼耳膏治一切癰疽發背無名惡瘡風癢臁瘡杖瘡牙疼喉痺、五月五日採蒼耳、

不拘多少洗淨晒剉熬膏新罐封貯敷患處即效牙疼敷牙上喉痺敷舌上或噙化二三次即效　反花惡瘡搗汁三合服並塗之日二上　一切疔腫用根葉搗和童便絞汁冷服一升日三服拔根

豨薟　生苦寒熟則溫入足厥陰兼入陽明太陰　生用治熱䘌煩滿不能食除諸惡瘡消毒腫久瘧痰瘧搗汁服取吐蒸熟益元氣治肝腎風氣四肢痲痺骨痛膝弱偏風口喎祛風除濕活血　癱疽由于藏府乖違關竅不得宣通也豨薟生者導熱活血疎滯故能奏效蒸曝既久活血祛風之性未改而加以溫養之力功效甚大　去根連莖葉搗取汁熬

膏、以甘艸熟地煎膏煉蜜三味收之、酒調服甚益元氣、九
蒸法、入甑中層層洒酒蜜蒸晒九次、搗末蜜丸、　治癱瘓、丸
製豨薟方、取豨薟十斤、陰乾為末、羅取净細、第一次用葱川
烏切、先將藥末蜜酒拌匀、如糕粉、放甑中、然後以葱烏頭鋪
藥上、蒸一炷香、取起晒大半乾、二次用生薑草烏、去皮尖、如
前法、三次用米泔製過蒼朮、威靈仙、如前法、四次用羌活獨
活、五次用五加皮苡仁、六次用牛膝桔梗、七次用地黃當歸、
八次用防風川斷、九次用天麻石斛、如前法、每品皆用六兩、
蒸畢九次、煉蜜入石臼中搗千餘杵、丸如梧子大、空心淡酒
或鹽湯下、五六十丸、久自愈、忌鉄器、

芦根 甘寒，入足陽明胃。 治消渴，客熱，胃熱，嘔逆，寒熱時疾，瀉痢而渴，止小便利，骨蒸肺痿，孕婦心熱，消痰下氣，益胃養陰。 胃熱嘔逆必用之品，其止小便利者，胃熱則脾氣不能散精，上布于肺，使其通調水道，下輸膀胱，即就胃而歸之下，故小便頻數，胃熱解，則脾能散精于肺，而小便如常矣。止渴者，亦脾為胃行其津液之義也。其治骨蒸肺痿者，胃之三脘在任脈，此品甘寒以和胃陰，而脾陰達肺，肺陰亦下降矣。其有胃熱傷血，而血壅于關節，以為骨蒸者，用此味兼麥冬、地骨皮、生姜、橘皮、茯苓，取汗愈。 因寒者，勿用。

麻黄 惡辛夷、石韋。 苦辛溫，入手太陰經、足太陽經，兼入手少陰陽明、主傷寒頭痛。惡寒無汗。瀉衛實治咳逆喘滿。並中風頭痛脅痛皮肉不仁開毛孔通湊理。調血脈。並治風腫水腫。破癥瘕積聚痺攣瘛瘲眩暈狂癇泄瀉滯下　麻黃入寒水之經能透至陰中之陽。際于極上。故曰發表。太陽與肺同主皮毛故喘嗽因寒鬱于肺者。非此不除。蓋達寒水中之陽以實其衛則寒邪自散其能治風者水中之陽不達。則木鬱而風作也。陽達而氣暢氣暢而血平故曰調血脈而治水之義亦可參矣。陽虛者不可服。宜用者不可過。脫人元氣。　根節止汗雜粉撲之治自汗盜汗亦可服

木賊　甘微苦溫入足厥陰少陽血分兼入足太陰經　主目

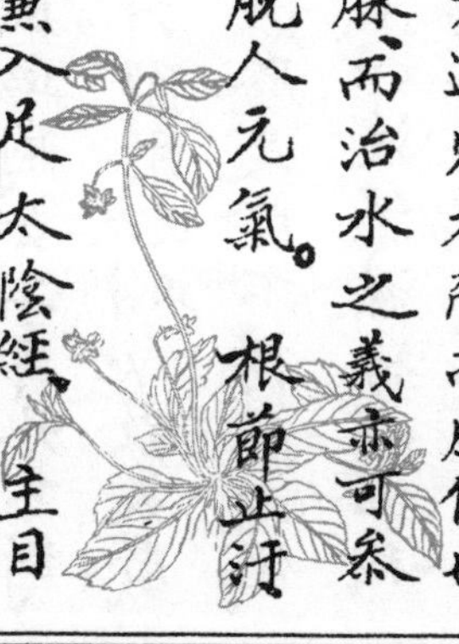

疾退瞖膜。止淚、消積塊、益肝膽、療腸風血痢、女子月水不斷、崩中赤白、去風濕疝痛、大腸脫肛、發汗解肌、去節烘過用、散火鬱、血之病于濕者居多。血乃水液所化、濕勝是陰不得陽以化、故血病而風淫、是物本風升陽和之氣以達濕、濕行而血和、血和而風靜、此所以能治崩帶腸風也、

本草述錄卷二終

本草述錄卷三

草部下

地。黃、甘苦寒熱者微温入手足少陰厥陰經、生。者主傷中逐血痺塡骨髓。長肌肉療折跌絶筋。涼血生血、補腎水眞陰不足。勞瘦骨蒸日晡寒熱。唾血耳鳴心火血熱、五心潮煩。驚悸掌中熱痛。肺熱咳嗽鼻衄吐血、瀉脾胃濕熱、牙痛欲脫。脾氣痿躄足下熱痛。便血尿血。通血脈。強筋骨。理胎產通經閉、 取汁和麪作餺飥冷淘治蟲心痛。古上有孔出血。生地八兩取汁童便五合同煎入鹿角膠炒研一兩分三服、 生地以宣爲用脾胃虛弱。大便不實者忌之。

熟者填骨髓、長肌肉、生精血、補五藏、內傷不足。通血脉、利耳目、黑鬚髮、滋水益陰、去臍腹急痛。病後脛股痠痛。坐而欲起。目䀮䀮無所見。女子傷中胞漏、經候不調、胎產百病。若氣道不利、因腎不納氣。而非上焦有邪者。正宜重用熟地以納之。女子衝任伏熱。月經不調。久而無子者。熟地半觔、當歸二兩、黃連一兩、酒浸焙、研末、煉蜜丸、每服七十丸、米飲或溫酒下。　胸膈多痰。氣道不利者。禁用。

牛膝

苦酸溫、入足少陰厥陰經、通經脈、逐血氣、療寒濕痿痺、大筋拘攣。膝痛不可屈伸。腰脊痛。五淋尿血、莖中痛、女子月經不通、逐惡血。產後腹痛血暈、又主癰腫惡瘡傷折、下部軟弱益腎強筋利陰氣、理血中之氣病本木火之化以達金水之用故能逐惡血補肝腎酒炒用、脾虛下陷及膝腿腫因脾虛者不可用。

土牛膝破血氣無補益、喉痺乳蛾鮮牛膝根一握搗和人乳取汁灌入鼻內須臾痰涎從口鼻出入艾葉七片尤妙、痢下應先白後赤若先赤後白者腸蟲也牛膝二兩搗酒一升漬一宿每服一兩杯日三服、卒得惡瘡人不識者牛膝根搗傅之、金瘡作痛搗塗立效、

紫菀 惡天雄瞿麥藁本雷丸遠志畏茵陳 治上用茸治下用根 苦辛溫入手太陰經、

治咳逆上氣胸中寒熱結氣去痿躄安五藏咳唾膿血止喘

悸。消痰下氣。勞氣虛熱主息賁兼治喉痹及小便不通淋濁。入至高之藏使氣化及於州都。吐血虛勞之上品。虛勞宜培腎元。更宜調脾胃人皆知之。然心肺合以行氣化為氣血生化之地肺傷而心色之血不生。肺之陰氣不能由陽中以降。此味能益血化以助氣化。氣化而血化更暢。故曰虛勞上品。

宗氣積于胸中出于喉嚨貫心脈而行呼吸胸中肺所治。肺固氣之主也。貫心脈而行呼吸者。心為肺之主。脈為血之舍。火金合德而氣乃化。血乃生。故呼吸之本。下根于腎。而上主于心也。火不為金用。則肺氣虛而火反刑金。輕則咳逆上氣胸中寒熱結氣重則喘咳膿血或肺熱葉焦為痿躄且有虛而成勞者矣。夫心色主血，肺司氣，合于心色之血而氣乃和，營衛乃行。心色之真陰損，而氣化有傷，毛脉不能合精，則不能行氣于府。紫菀苦能入心，辛能益肺，合于色紫，能使大金合德，以行氣化也。　纏喉風，喉閉，飲食不通者，紫菀根一莖，洗淨，納喉中，取惡涎出即瘥，神效。　市肆多以車前旋覆根，赤土染過偽為之，誤用大耗津液，以病肺。　陰虛者，不宜專用，及多用。

麥冬　甘微寒，入手太陰氣分。　主心腹結氣，傷飽胃絡脉絕，羸瘦短氣，治肺中伏火，脉氣欲絕，主心肺虛熱，虛勞客熱，口乾燥渴，定肺氣，安五藏，補心氣不足，療血妄行，經水枯，乳汁

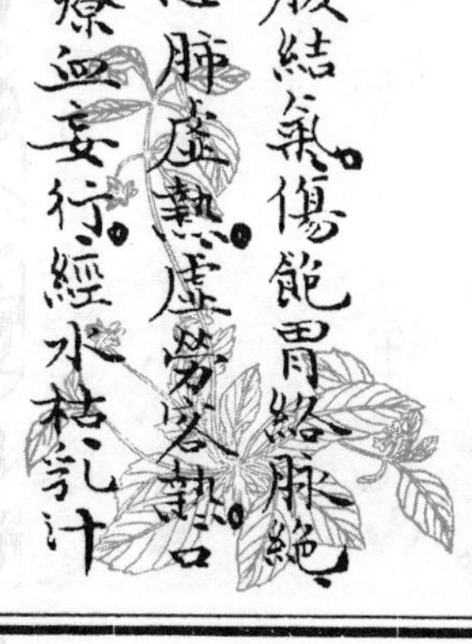

不下。止嗽。治肺痿吐膿。又治熱毒大水。面目肢節浮腫。痿躄。强陰益精。復脉。通心。潤經益血。　胃弱。及有濕滯者。勿用。泄瀉亦忌。

冬葵子　甘寒滑。　治藏府寒熱羸瘦。五癃。利小便。婦人乳內閉腫痛。出癰疽頭。下丹石毒。通大便。消水氣。滑胎。利竅。消腫。關格脹滿。大小便不通。欲死者。葵子二升。水四升。煑取一升。納豬脂如雞子大。頓服。　倒生難產。冬葵子炒酒服二錢匕。并治胎死腹中。胞衣不下者。加牛膝。

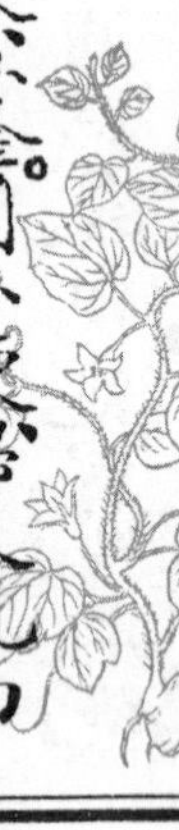

苗。治時行黃病。利胃氣。女子帶下。餘功與子同。

根。止消渴。散惡毒氣。利竅。滑胎。　消中便多。葵根五斤。水五斗煑三斗，每平旦服三升。漏胎下血，血盡子死，葵根莖燒灰，酒服方寸匕，日三。有風病、宿病者，忌之。

蜀葵　甘微寒滑。主治與冬葵同。排膿血惡物，勝。腸胃生癰。有敗血腥穢殊甚。臍腹冷痛，用單葉紅蜀葵根、白芷各一兩，枯礬、芍藥各五錢，為末，黃蠟化丸，梧子大，空心米飲下二十丸，待膿血盡，服十宣散補之。

花，鹹寒。治帶下，目中溜火，和血潤燥，通竅，利大小便。赤者治赤帶，白者治白帶。黃蜀葵治沙石淋，花子並用一兩炒，為末，每服一錢，米飲調下。小便血淋疼痛，黃蜀葵花煨大黃、人參、蛤粉等分為末，每服二錢匕。

子、甘冷、功用與冬葵子同、虛羸中寒者。二葵均忌。

款。冬花 畏貝母 辛甘溫、入手太陰經 主咳逆上氣。喘息呼吸。心促急。熱勞、咳。連連不絕。涕唾稠粘。肺痿肺癰、吐膿血。除煩消痰、洗肝明目、又主驚癇寒熱邪氣、 此味或謂純陽、或謂得陰寒之氣、兼稟金水之性、蓋謂純陽者非也、犯霜雪而化者、稟于至陰、有陽生陰中之化、象腎氣至肺、肺降入腎、天氣之、陽。不得陰以和。故為亢陽。而以此陰中生陽之氣化、對待之。使陽返其所始、以達於下。故能治咳逆上氣促急、使陽隨于陰以降也。蓋款冬主治皆屬亢氣、虛乏之病。即驚癇之證、亦陽不得依陰之故也。引陰陽合同之氣以歸肺使陽隨陰降、故寒、熱、脣、治、為治嗽要藥。

酸漿草一名灯龍草、苦、寒、治熱煩滿、熱結痰壅、咳嗽、大小便澀黃病、諸淋遺瀝不止、小便赤澀疼痛、酸漿草一握、洗淨、絞汁一合、酒一合、和熱、空心服之、立通。

子、酸、平、功同。

苗、葉、利濕除熱、清肺化痰。

鼠麴草一名佛耳、甘、溫、治痺寒、寒嗽、除肺中寒、大升肺氣、調中益氣、止泄、過服損目。

決明子此馬蹄決明子、形如馬蹄也、青葙子亦名決明、功用遜此、鹹、苦、甘、微寒、入足厥陰、少陽、少陰經、主青盲目赤白膜、助肝氣、治肝熱、風眼赤淚、作

枕、治頭風明目、

瞿麥 俗名十姊妹、一名南天竺、用蕊殼不用莖葉 苦寒、主關格。諸癃結、小便不通。逐膀胱邪逆。五淋經閉催生、下死胎。利小、便君藥。善

此品通心、氣行。血化。小腸為心之府。故小腸有熱必用之。胞脉為心而絡于胞中、胞移熱于膀胱為癃閉溺血、是品能通心氣于胞。故主治如是、性猛利。善下逐。虛者忌之。

葶藶 苦大寒、入手太陰經、亦入手陽明足太陽經、

治積聚結氣、通利水道、下膀胱水、皮間留水、面目浮腫。胸中痰氣肺壅。上氣咳嗽、止喘促。稍虛者不可用。甜者性稍緩。

車前 甘寒、入足厥陰少陰、治氣癃利小水道。除濕痺。養肝。強

陰。益精。明目，去風熱毒，風衝眼赤痛，障翳腦痛，淚出，暑濕瀉利。

利小便而不走精氣，何也？肝司前陰之氣化，車前稟木氣之全。達木之用，以清水化，寒水能為風木病，水氣化而木還受其益，故曰養肝。凡水滯而真水乃鬱。凡水化而其水乃舒。故曰強陰益精。水之氣清而陰強精益，木之氣清而目明風熱除，其除濕治瀉者，皆此義也。達木之用，以清水化而非在水上爭通塞，故不與滲利之品同論。小腸為心之府，小便之行，必有陽以宣之。所謂氣化則能出也。肝心子母之藏，故雖血臟而司氣道，主小便。

陽氣下陷者，不宜用。

連翹　苦涼，入手足少陽，手陽明，又入手少陰經。

治諸經血、結、氣聚。寒熱、氣瘻瘰癧癰腫瘿瘤結熱、蠱毒。又氣閉火炎耳聾。渾渾焞焞、治心經寒熱。脾胃濕熱。通月水、利五淋、小便不通、小兒諸瘡客熱、

藍實　苦寒、入足厥陰經、　解諸毒、利五臟、調六府、通關節、治經絡中結氣、

藍葉汁　甘寒、　塗五心、　止熱悶。殺百藥毒。及諸毒。

板藍根即馬藍、苦寒、治婦人敗血。天行大頭熱毒、　能使敗血分歸經絡、

青黛　鹹寒、入厥陰肝經、　治小兒疳蝕羸瘦、疳痢并丹毒。諸毒驚癇、收五藏鬱火。解熱毒。瀉肝。及解肺胃熱、治鼻口唇齒

舌咽喉諸病。取精于水長養于火以達木之用殺虫解毒。胥此義也。

青布　解諸物毒天行煩毒小兒寒熱丹毒水漬取汁飲燒灰酒服治唇裂生瘡口鼻仍和脂塗之、

百合　甘平入手太陰少陰經、補中保肺止嗽除邪氣腹脹心痛及寒熱通身疼痛利大小便。除浮腫。

刺蒺藜　苦溫入足厥陰手太陰經、下氣去燥熱療肺氣胸膈滿治惡血破癥聚及喉痺乳難治風秘明目益精水臟冷小便多止遺溺泄精溺血　炒研去刺為末不入湯煎。

沙苑蒺藜　甘溫入足厥陰少陰經、補腎治腰痛泄精虛損。

勞乏。明目。

穀精草（用花）　辛、甘微溫，入足厥陰經　治頭風痛。目盲。翳膜。補肝。　風證之補劑。風、痓、頭、痛者宜之。不止治目也。

海金沙　甘寒，入小腸膀胱血分　治濕熱腫滿。小便熱淋。膏淋。石淋。血淋。莖痛。解熱毒氣。　五淋等證類由濕土之氣不能運化，而又有火以合之，乃結聚于水道。此味色黃赤，黃者入脾，赤者合心，故能於土中瀉濕，而并達火之鬱。非徒取責于行水也。東垣治脾濕腫滿腹脹如鼓者用之，則可思矣。諸淋由于腎水真陰不足者勿服。

燈心草　甘淡平，入手少陰太陽經　降心火。通氣。瀉肺。治陰竅不利，療五淋，除水腫。治急喉痺。燒灰吹之。心火降則肺氣下行而氣通，故曰瀉肺火，降氣通則血和而水源暢。粳米粉漿染過，晒乾研末，入水澄之，浮者燈心也。紮緊入罐內，合堅實，固濟煆之，罐紅為度，待冷取出，則得存性黑灰。

天名精　一名可蚾草，又名皺面草，根名杜牛膝，子名鶴虱。甘寒，有小毒。生汁吐人。　治胸中結熱，瘀血血瘕，下血止血，吐痰，殺蟲，傳諸腫毒，最療口緊喉痺，牙痛。

鶴虱，苦，辛，涼，殺蟲。

王不留行　一名剪金花，禁宮花。苦甘平，入足厥肝，及衝任之脈。治風毒通血脈，除風痺內塞，止心煩鼻衄，利小便，治女子月經不調，下乳汁、及難產、療癰疽惡瘡、金瘡、止血、逐痛、最治婦人諸淋、和血、活血。

虎杖　苦、微溫、入手足厥陰經、　治血瘀、癥結、風毒結氣、骨結關風、大熱煩燥、利小便、腸痔、下血、並產後瘀血痛、及墜撲、昏悶、最解暑毒、治諸淋。　暑月以根和甘草煎爲飲、甚甘美、解暑毒、　根煎汁入乳麝香少許、治沙石淋、

旱蓮草　即鱧腸艸、一名金陵艸　甘酸寒、入足厥陰少陰經、　主益腎陰、烏須髮、固齒、治血痢、通小腸、療溺血、勞淋、傅瘡、止血、排膿、　長于涼血熱、純陰之品、不益脾胃、　胃虛者、雖血熱、勿用。

蒲公英　甘苦、微寒、入足厥陰少陰經、兼入足陽明經、

主婦人乳癰化。一切熱毒。消惡腫。結核。疔腫。搽牙烏鬚髮。壯筋骨、

大青 甘微苦鹹大寒、治時行熱毒、及熱病不利熱毒喉痺、丹毒、又熱毒風心煩悶渴塗罨腫毒陽毒發斑、

地膚子 苦寒、治膀胱熱、利小便、治癩疝、去熱療風頭目風熱皮膚中熱氣。可作湯浴、

苗葉治諸淋、洗目治雀盲

菴閭子 苦微溫入足厥陰血分 治五藏瘀血。腹中水氣臚脹風寒濕痺身體諸痛、延心下堅隔中寒熱周痺腰腳重痛、閃挫打撲、

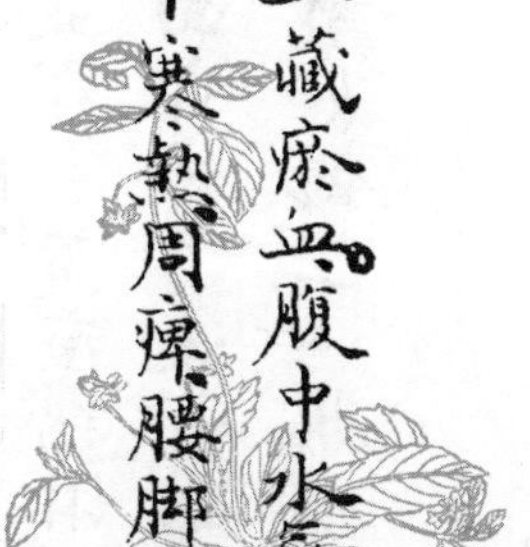

扁竹　苦辛、治浸淫疥癬、疽痔、殺蟲、並霍亂、黃疸、諸淋小便不通、血之氣藥。小兒蚘咬心痛、面青口中沫出臨死者、取扁竹十斤、水一石、煎至一斗、去滓、煎如餳、空心服一升、蟲即下、

大黃。苦大寒、入手足陽明、下瘀血。血閉破癥瘕積聚。蕩滌腸胃。推陳致新、瀉諸實熱不通。心腹脹滿中、下焦、濕熱。下利赤白、初起。及溫瘴熱瘧、酒炒能至極巔、病在氣分勿用。

常山。苗名蜀漆　苦寒有毒、治溫瘧截瘧、逐老痰積飲、山嵐瘴氣。苗治瘧及咳逆寒熱腹中癥堅痞積聚、邪氣破血、　生令人吐。老人、虛人切忌。

商。陸根赤者有毒、白者入藥、辛酸平、　治水腫疝瘕痺、胸中邪氣、直疏五臟。散、水氣。喉痺不通、　赤根搗爛、入麝香三分、貼臍上、以帛束之、治腫滿小便不利、須臾小便利、腫即消、　又治濕水、以指畫肉上、隨散不成文者。白商陸、香附、酒浸一夜、晒乾為末、每服三錢、米飲下、或以大蒜同商陸煮汁服亦可、　商陸所治、皆陰結、不得陽以化者。水證有陰陽之不同。陽水者、本于陰之不足、而陽不能化陰、水本于陽之不足、而陰不能化、其本各異、其標則同、治本者、陽水宜、辛寒。陰水、宜、苦溫、若至標病之甚、則皆陰邪、為患。導、陽氣以化陰邪。治標之急務也、此味宜于陰水、故治石水用之、經曰陰陽斜結、多陰少陽曰石水又曰其脉腎肝俱沉。腎宜沉肝亦沉者正多陰少陽之義也。其證腹先緊急如鼓、大小便濇、陰結之甚也。然不投以陽開陰之劑而用此陰中之陽藥者、以能直行五藏氣以歸腎。令水氣自散。急則治標、視以陽開陰之功為捷也。至陽水之甚但用辛寒亦恐未能中病、故亦借此味踈陰邪以導陽氣。昔人言取水藥、氣實能食者可與服之。不可遂延待。正氣盡化為水。則難去也。

腹中暴癥有物如石痛剌啼呼、不治百日死、多取商陸根搗爛以布藉腹上安藥勿覆冷即易晝夜勿息。

痃癖如石在脇下堅硬、生商陸根汁一升、杏仁一兩浸去皮搗如泥、合煎如餳、每服棗許、空心熱酒服以利下思物為度、石癰如石堅硬不作膿者生商陸根搗擦之爛即易、取軟為度、胃虛弱者勿用。

甘遂（惡遠志 反甘草）苦甘大寒有毒、治大腹疝瘕腹滿泄水利痰破積聚直達水氣所結。　水腫服藥未全消者以甘遂末塗腹繞臍令滿內服甘草水其腫便去、　腳氣上攻結成腫核及一切腫毒、甘遂末調塗腫處濃煎甘草汁服其腫即散、虛人勿服。

大戟（惡薯蕷 反甘草）苦寒有毒、　治十二惡水。腹滿急痛積聚下惡血癖塊臟府間隱有細水皆能導之。並癲癇妄見妄言咳唾稠粘喘急麻痺疼痛頭項胸背腰脇手足牽引隱痛、並（痰涎水濕為病）

瀉蠱毒、泄天行黃病、　損真氣、弱人、不可常試。

芫花反甘草。　辛、溫、有小毒、　治咳逆上氣、喉鳴喘、咽腫、短氣、逆痰決水。脇下痛、痰癖、治五水、皮膚腫脹、通利血脈、惡瘡、風痺、濕、一切毒、風、四肢攣急、　虛弱人、禁用。

蓖麻子　甘辛、平、有小毒、　善收吸、通關竅、經絡。治偏風不遂、口眼喎斜。失音口噤、頭風、舌腫、喉閉、取油塗紙上、燒烟熏吸之、並傅一切毒瘡、消腫、追膿、拔毒、湯火傷瘡、並女子胎衣不下。子腸挺出。　多、宜外用。內服者、一生慎勿食炒荳、犯之脹死、

藜蘆（反細辛。芍藥、諸參、畏大黃、葱白、服之吐不止者。飲葱湯即止。）　一名鹿葱、辛苦、寒、有毒　吐膈上風痰。噦逆、喉痺不通、中風不語、小兒鼾齁痰疾、及諸風癇、

附子　辛大熱入足少陰太陰經兼入手足厥陰手少陽三焦補下焦陽虛藏府沉寒痼冷中寒昏困寒疝內結脾虛濕淫腹痛虛冷腫脹藏冷脾泄暴泄脫陽寒濕痺痿拘攣腰脊膝腳疼痛冷弱偏風半身不遂腎厥頭痛下血虛寒癰疽久漏久利休息生用發散熟用峻補

烏頭　治風痺血痺半身不遂除寒濕行經散風邪破諸積冷毒補命門不足肝風虛功同附子而稍緩力專去風

天雄　散寒去濕助精補下焦陽虛力減于附子

草烏頭　苦辛大熱大毒其汁煎之名射罔殺禽獸破積聚寒熱除寒濕痺清胸上痰冷食不下冷痰包心腸腹疞痛痃癖氣塊頑痰死

血。通經絡。利關節。非、頑風、急疾、不可、輕用。

半夏　辛、溫、有毒、入足陽明、太陰、少陰經、主心下堅、胸脹、咳逆、燥脾濕。和胃氣。止嘔逆、消痰。開結。下、氣、痰厥、頭痛、眉稜骨痛、帶下、　半夏得一陰之氣而枯、生于陽、成于陰、故能、引陽氣入陰、而和陰陽。燥濕消痰、胥此義也、然痰之患由于液不化。液之結由于氣不化。為氣之病者不一、故痰之病亦不一、大抵胃有痰飲。則肺氣不下而咳、若肺氣受病、則病氣至胃而結痰、非可概責之半夏矣、　凡陰氣不足者、慎用。孕婦忌之。　為麯則力柔、

天南星　苦溫、有大毒、入手足太陰經、　治中風麻痺、口噤。口

眼喎斜。驚癇、痰塞胸隔風痰、堅積眩暈、喉痺、痰留結核、散血
消癰、折傷瘀血、一切風痺、散陰結以暢陽而功歸于靜風
風靜而痰消矣、陰虛者愼用。

射干 辛、苦、微溫有毒、入手太陰足少陰少陽氣分兼入足厥
陰太陰 治咳逆上氣、喉痺咽痛、不得消息、散結氣腹中邪
逆、利痰行瘀血、利胸腹滿脹、利大腸、消結核、胃癰便毒、
脾胃薄弱者、禁用。金匱名烏扇用之行血鱉甲煎方
用之。

白附子 辛、苦、甘、大溫、有小毒、入足厥陰經、 主心痛血痺、諸
風冷氣、足弱無力、陰下濕癢、風痰、面上遊風百病、補肝風虛。
行藥勢並中風痰飲頭痛、行著痺、痿厥、顫振眩暈、癇悸、頭面

諸證、風之為病、有風淫有風虛、陰不能為陽之守則風浮、是病于陽也、陽不能達陰之氣、則風虛、亦病于陽也、淫者陽之炭氣有餘、虛者陽之化氣不足、經曰、出地者陰中之陽。陽予之正、陰為之主、若出地之風化不足是陽不能予之正也、是多陰寒而少暄和、多沉滯而少流動、陽不能化陰而陰反勝陽。此風濕之所由病也。陰勝者漸以固陽。風化所到之處。不得流暢。此風淫之所由病也。陽固于陰。久而不宣。則鬱為內熱。以病陰。此風毒所由成也。此味達陽于陰中。故曰補風虛。然風淫之證亦可用之以升陽、助風藥而使之散耳、世醫于風虛諸證、不知益陽達陰、輒投風劑以耗陽竭陰、大為憒

瞶、

澤漆葉　苦微寒無毒、　治大腹水氣四肢面目浮腫丈夫陰氣不足利大小腸痢後腫滿氣急喘嗽小便如血、　行水之味、此為善物、

茵芋　苦溫有毒入足厥陰少陰經、　治諸關節風濕痺痛療久風濕走四肢腳弱風毒拘急攣痛並一切冷風筋骨怯弱羸顫、主肝腎之損能補風虛以為透關節之活風家妙品。惜市肆鮮有售者。

續隨子　一名推冬、一名聯步、又名千金子、土人呼為牛枝蓮、辛溫有毒、治肺氣水氣婦人血結月閉瘀血癥瘕痃癖積聚痰飲嘔逆冷氣脹滿利大

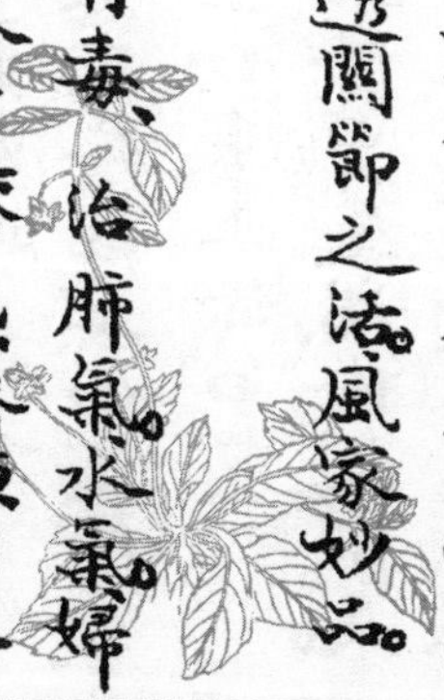

小腸宣一切惡滯物、並水腫、脹滿蠱毒、瀉多飲粥即止

狼牙　苦寒、有毒、治邪氣熱氣、疥瘙、惡瘍、瘡痔、去白蟲、浮風瘙癢、洗小兒陰瘡、婦人陰蝕。殺腹藏一切蟲。止赤白痢、

石龍芮　水生者佳、陸生者有大毒、不可食、　苦平、無毒、　平腎胃氣、補陰氣不足。失精。莖冷。並除心熱燥、止煩滿、跂風寒濕痺。心腹邪氣、利關節。澤皮膚、與枸杞覆盆子相得、

曼陀羅花　辛溫有毒、　治諸風及寒濕腳氣、煎湯洗之、並主驚癇、陽厥氣逆、多怒而狂、脫肛、及入麻藥、此花笑采釀酒飲令人笑、舞采釀酒飲令人舞、半酣更令人笑舞引之驗、此花與火麻子花陰乾、等分為末、熱酒調服三錢、少頃昏昏如醉、割

瘡灸火先服此則不覺苦也、

莽草　辛溫有毒、治癰腫、乳癰、疝氣、腫墜、瘰癧、皮膚麻痺、並煎湯淋洗、不入湯服、

兎絲子　辛甘平、入足少陰厥陰太陰經、主續絕傷、補不足。益氣力、強陰氣。堅筋骨。益精髓。主莖中寒。精自出。溺有餘瀝。虛冷、腰膝冷疼、肝臟風虛。久服明目。

五味子　酸溫、入手太陰足少陰、收肺氣。補腎陰。治咳逆上氣。勞傷羸弱、益精、暖水臟、補元氣。養五臟、除煩熱。生津止渴、斂虛汗。晨泄。明目。瞳子散大、虛熱嗽、久嗽。新者一斤為末、酒服方寸匕、日三服、盡一劑甚益陽道、火熱嗽初起勿用。

覆盆子。 甘辛微溫、入足少陰經、主益氣。續絶。強陰、健陽。治腎精虛竭、陰痿能令堅長、女子不孕、勞損風虛、補肝明目、益腎臟、縮小便、益命門之陽、火熾者忌之。

使君子 甘溫、主小兒五疳、小便白濁、殺蟲。療瀉痢。健脾胃。除虛熱、忌飲熱茶、犯之即瀉、

木鱉子 去油、甘溫、有小毒、 治折傷、消結腫、惡瘡、瘰癧、痔瘤、小兒疳積、痞塊、婦人乳癰、醋磨塗腫毒、並主中風、行痺、脚氣、鶴膝風、主寒濕鬱熱、以病血者。若血虛痹症、非其所長、 痢疾噤口。木鱉仁六枚、研泥、分作二分、用麪燒餅一个、切作兩半、用半餅作一孔、納藥在內、乘熱覆病人臍上、一時再換半熱

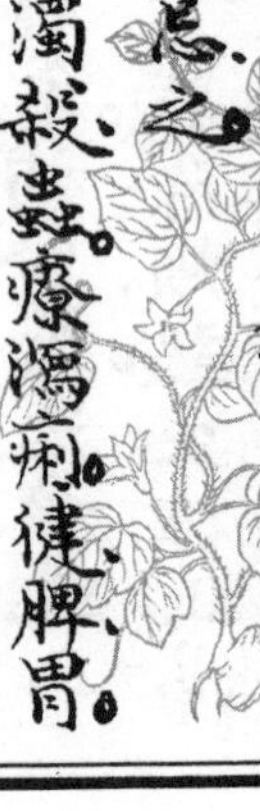

餅痢即止思食。

馬兜鈴　苦辛寒、入手太陰肺經、治肺熱痰結。肺氣上急喘促。坐息不得。咳逆連連不止。清肺中濕熱。血痔瘻瘡。肺氣上急咳逆連連坐息不得。有不盡由肺熱痰結者。痰結亦不盡因肺熱。有寒濕痰滯。氣道壅塞。亦痰結喘促不得臥。是乾姜理中之治也。至若六淫七情各氣之偏。累及主氣之肺。各臟之戾。累及主氣之肺。均為咳喘氣逆也。况六淫七情每每因鬱化火。必先治鬱。非一清肺熱。下逆氣。便可奏效。知此義乃可善用兜鈴矣。挾寒者勿用。

牽牛　黑者屬水效速。白者屬金效遲。甘辛熱。治氣分濕熱。三焦壅結。水氣在脾喘滿、腫脹、大小便秘。下焦鬱遏、腰背脹重、開氣塊、逐痰滯。牽牛能達右腎命門、走精隧、濕屬血病、然未有不因于元氣不能化者。元氣已病、積久而濕邪蘊隆之氣糾結填滿、為喘滿腫脹。或鬱遏下焦。二便不化。必求其血中之氣而責之乃有入處。不可因此味之泄元氣、以致束手待斃也、又有必用大黃之證、須此為開導之先驅者。痰熱凝結胸膈、煩躁緊滿、藥入口即吐、其強半加大黃、下咽亦吐、殆盡、因用牽牛大黃為丸、緩緩服之、而大便通、蓋此味多就陰濕之氣、以為開。非治熱也、故寒濕濕熱痰氣壅秘、皆其的對、但不可以之治水耳。蓋水氣為患多、由于氣不化。而更泄之、則為虛虛矣、

紫葳即淩霄花、畏鹵鹹、鹹、苦、寒、治產乳餘疾、產後奔血不定、淋瀝、及崩中并癥瘕血閉、主熱毒風風癇婦人血隔、遊風、大小便不利、入血而散結熱、行而有補、非峻劑也、丹溪云補陰甚捷。花不可近鼻嗅、傷腦、花上露傷目、令人昏矇、

栝樓實 甘、寒、潤肺燥、除熱滌痰結。止嗽寬胸痺、利咽喉、治燥渴、腸秘。寒濕痰及氣虛積聚之痰、皆不可用、

根即天花粉 苦、寒、益津治消渴、身熱、煩滿、除腸胃中痼熱。及時痰熱、狂、並虛熱咳嗽、退黃疸、凡病木火之氣不達者禁用。以此得金水之原也、

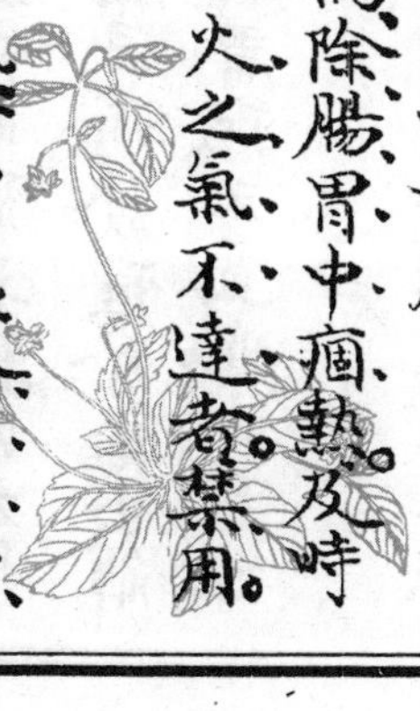

葛根 甘、辛、平、入足陽明胃經、主起陰氣、升胃氣、散胃中鬱、

熱。生津。除消渴。胸膈煩熱。陽明頭痛。額痛。目痛。鼻乾。治天行熱壅。嘔吐。並熱毒血痢。溫瘧往來。止腸風痛。發痘疹難出。解酒毒。　勞傷、上盛、下虛者。暑月雖有脾胃病。不宜服。斑疹已見紅點。禁用。葛根升麻湯。

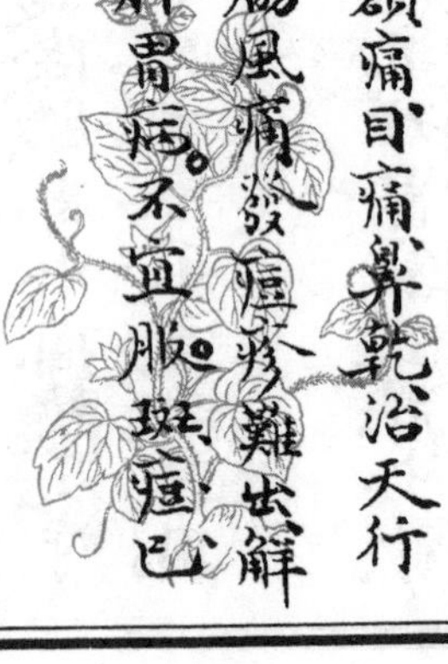

天門冬　苦甘大寒。入手太陰足少陰經。　主潤燥滋陰。通腎氣。除虛熱。強骨髓。清金降火。保肺氣。治喘逆。止嗽。消痰及吐血。肺痿吐膿。止煩渴。療痿躄。足下熱痛。潤營衛枯渴。補勞傷冷而能補。治血熱侵肺。上氣喘促。二陰並肺腎陰虛者不能至。肺而肺虛。天冬通腎而潤燥益精。使虛火不炎于陰中。腎中之陰氣上行至肺。故曰保肺氣。其治痿躄亦肺腎升降之義也。故陰虛水涸、火起下焦、上炎于肺、發為痰喘者、此為要藥。脾胃弱者、忌用。

百部　甘、微溫。　主咳嗽上氣、肺熱。潤肺、保肺。治久嗽、並治疳、殺蚘蟲、寸白、蟯蟲。

何首烏　甘、微苦、溫。入足少陰、厥陰經。　主治瘰癧、癰腫。頭面風瘡、瀉肝風、風虛、敗劣。骨軟風、腰身軟、膝痛。並冷氣心痛、陰陽久瘧。益血氣、黑鬚髮、悅顏色、久服長筋骨、益精髓、延年種子。茯苓為之使、忌諸血、無鱗魚、蘿蔔、葱蒜、鐵器。何首烏秉陰、陽、分合之化機。以合于人身、則氣血之結者、以開為功。即、具有闔之用。氣血之劣者、以闔為功。即具有開之用。開合盡其神，而氣、血之生化不竭。此所以延年種子，更能活血祛風，治瘰癧癰腫諸證也。肝胆根于至陰，達于至陽，亦未陰陽之開合，以為氣血之生化。風實者，陰不能致於陽，而使闔也。風虛者，陽不能達乎陰，而使開也。合于至陰至陽之開闔，則于療風也何有。瘰癧結核，或破或未破，下至胸前者，皆治之。用何首烏如雞卵者，洗淨，日日生嚼，並取葯搗塗，數服即共。　骨軟風疾，腰膝疼，行步不得，偏身瘙癢，大首烏一斤，牛膝一斤，好酒浸七日，曝乾，臼杵末，棗肉和丸梧子大，每服三五十丸，空心酒下。　補益，用黑豆九蒸曬。　忌與烏附、仙茅、薑桂諸燥熱藥同用。

萆薢　苦、甘、平、入足厥陰、少陰、太陰、主腰脊痛强、寒濕周痺、冷風㾓痺、腰脚癱緩不隨、老人五緩、關節老血、骨節間風、並陰痿失溺、久冷膀胱宿水、白濁莖中痛、小便數、赤、補水藏、堅筋骨　此味主治、大都不越於外之寒濕、內之虛冷。以爲因。故治、下焦居多。然閱方書、陽虛陰虛俱用之、蓋此味專主足三陰、而能化陰導陽、以轉其生化之樞。如陽虛則陰必實、補陽者、藉其能化陰而導陽以達。至於陰氣不足、不能遽報、補陽惟大益陰氣耳、亦藉此化陰者、以導陽。而陰氣乃益暢。更如補陰血之劑、不有此化陰導陽者。恐驟補之陰血、與元陽、相扞格也。故亦須之以轉其機。世人類知萆薢能分清濁、蓋陰化則清升。陽導則濁降。故用一味、能止小水數而莖中痛也。或謂其止除陽明之濕者、更以為除濕熱者、謬甚。溺有餘瀝。莖中痛係真陰不足、非濕者。及非濕腰痛。不宜服。

土茯苓　甘、淡、平、　健脾胃、強筋骨、去風濕、利關節、拘攣、骨痛、惡瘡、癰腫、解汞粉銀硃毒。主楊梅毒瘡。忌茶、麪、牛、羊、雞、魚、鵝肉、燒酒、房事、

山豆根　苦、微甘、寒、　解諸藥毒、咽喉腫癰、下諸蟲、塗蛇狗蜘蛛傷、牙齦腫痛、一片含于痛所、

威靈仙　苦、甘、溫、通十二經脈、　治諸風、宣通五臟、去腹內冷滯、心膈痰水、癥瘕痃癖、氣塊、膀胱宿膿惡水、腰膝冷痛、療

折傷，去大腸風，病無濕者不可服。忌茶及麪湯，

茜草 甘、鹹、酸、溫，入足厥陰血分，治寒濕風痺、黃疸，通經脈，治熱中傷，及六極傷心肺吐血、瀉血，止鼻洪、尿血，治血痢，心神煩熱，及蠱注下血如雞肝，並撲損瘀血，瘡癧，女子虛熱崩漏，經滯不行，諸見血證，此味惟宜血滯。緣血證滯者多也，虛勞亦因於瘀血者多，故宜治之，茜根性熱而燥，不宜于病深而血少者。茜根治血，皆從治之法，

防己 苦、辛、寒，入足太陽經，瀉血中濕熱，通湊理，通行十二經，治腰以下至足濕熱腫痛。腳氣，補膀胱，治濕風，口面喎邪，手足拘痛，去溫瘧風水腫，濕熱壅腫，惡結諸瘡，防己瀉血

中濕熱、通其滯塞、下焦藥也、　寒水化鬱。則風木亦鬱。故風與滯常互為病。或由風鬱以病乎水、或由水鬱以病乎風、仲景治風水惡風者用防已黃芪湯、而風濕相搏亦用之、則豈獨血分濕熱。凡氣鬱成濕、濕化熱之證、關于衛分者、皆可投之、但未病于水者未可用耳、　足腫一證、其末在肝腎。其本在脾、胃蓋氣血之海、皆資生于胃、胃氣虛與胃陽亢者。不能致于氣海。則肺氣不降于心而生血。肝脾俱失其運化之職。而衝任之氣亦不得胃氣以行血海之化。夫脾主濕而統血、氣能化、則液蒸為血。氣不能化、則血化微濕化盛、而血乃困、于濕矣。其熱者陰氣微也。肝腎于是不能行血海之化以榮周身。乃舉身半以下。為腫、為痛。是其本在脾胃者、必治其陽、達陰。其末在腎肝者。必治其陰、以舉陽。不能漫以袪除濕熱為事、如防己輩之疎滯決壅矣。

木通：古名通草。辛、苦、甘、淡、平。入手厥陰、手足太陰經。除脾胃寒熱、通利九竅血脈關節。除心煩、止渴、退熱、通小腸、下水、理風熱、小便急數疼、水腫浮大、散癰腫諸結不消、女子血閉、月候不匀、木通能通肺胃之交、使胃上注而肺下降。氣化、通而血化。利。故曰通九竅血脈關節、九竅為水注之氣、血脈通利、所以能通利小腸、心合于小腸、為心之府也、經脈者所以行血氣而營陰陽、濡筋骨、利關節、血臟即風藏、故風熱之病于血者亦能治之、一味木通二兩、煎汁頓服、治白虎歷節風、出汗愈、或發紅丹如豆粒、虛人及孕婦忌之。

通草 古名通脫草 甘淡寒、利陰竅。治五淋。除水腫、癃閉、瀉肺。明目退熱下乳、催生、虛脫人及孕婦勿服。

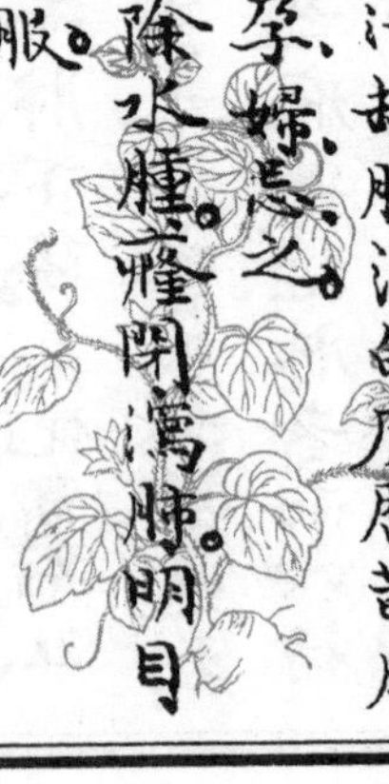

勾藤 甘苦平、入手足厥陰經、治瘛瘲顫振。頭旋目眩。平肝風。除心熱。小兒驚癇。內釣。腹痛。發斑疹。

石南藤 一名丁公藤 辛甘溫、主治風血、補衰老、起陽、強要腳、除痺、逐冷、排風邪、冬月浸酒服、並治上氣咳嗽、

忍冬藤花 即金銀花、一名左纏藤 甘微寒、入手足厥陰、治寒熱身腫、熱毒血痢、治風除脹、止渴、一切風濕氣、諸腫毒。惡瘡、楊梅、毒癰疽

疥癬、五痔、解散熱毒、為瘡家要藥。　能伏、硫、制、汞。故名通靈草。臟府、經絡、肉、裡、之熱。並能清化。　忍冬酒治癰疽發背初起便當服此。或貧乏之中。或鄉僻田夫野老。百發百中。忍冬藤生取一把。以葉入砂盆研爛。入酒少許。調和得所。塗傅四圍。中心留一口。又取五兩。用木槌搗碎。不犯鉄器。生甘草一兩。同入砂鍋內。水二碗。煎至一碗。入好酒一大碗。煎十數沸。去渣分三服。一日一夜服盡。病勢重者一日夜可二劑。惟氣虛及多寒人不宜。　一切腫毒。已潰未潰。金銀花連莖葉自然汁半盌煎服之。以渣傅上。敗毒托理。散氣和血。疔瘡便毒同治。

癰疽托理。一切發背瘍癰。無名腫毒。乳癰焮痛。實熱狀麴傷寒、不問老幼虛實皆可服、金銀花葉黃芪各五兩、當歸一兩、甘草八錢為細末、每服二錢酒一盞半、煎一盞、日再服、以渣傅之、病在上加升麻、在下加牛膝、熬膏、小兒服之稀痘、

黃藥子　苦涼、治涼血、降火、治肺熱咳唾血、鼻衄舌衄舌腫、咽喉腫痛、並諸惡腫瘡瘻、消瘿解毒、癰疽已潰及陰證、並不宜服。

土瓜根　苦寒、治消渴內痺瘀血月閉寒熱、益氣、療諸邪氣熱結、及鼠瘻癰腫留血、破癥癖、治天行熱疾酒黃病婦人帶下、下乳汁、落胎小便不禁、逐四肢骨節中水、利大小便、

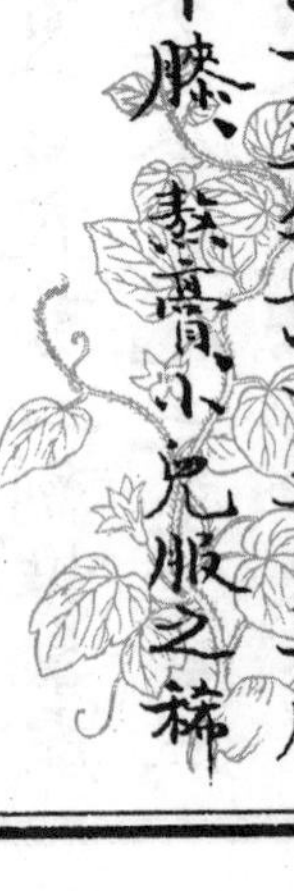

苦寒而效活血之用，蓋治因于熱者也。又能益陰中之氣，非專以通瘀為功。黃疸變黑，用土瓜根汁，平旦溫服一小升，午刻黃水當從小便出，不出再服。經水不利，帶下少腹滿，或經一月再見者，土瓜根、芍藥、桂枝、䗪蟲各三兩，為末，酒服方寸匕，日三服。大便不通，土瓜根汁，入少水，筒吹入肛門，立通。

子 一名雹子、兜子。酸、苦、平，潤心肺，治黃病，生用；肺痿吐血，腸風瀉血，赤白痢，翻胃吐食，俱炒用。

絡石草 一名鬼係腰。苦，溫，一云寒，治喉舌腫閉，背癰焮腫，利關節，明目，主一切風。並喉中如有物噎塞，絡石草一兩，水一升煎細呷，治喉痺腫塞，喘息不通。須臾欲絕者，少頃即通。

薜荔一名木蓮，一名木饅頭。　甘，平，濇。主壯陽道，固精，消腫，散毒，止血，下乳，久痢，腸痔，心痛，陰癩，囊腫。

澤瀉　鹹，甘，寒。入足太陽少陰水臟。逐濕行水。去三焦、膀胱停水留垢，伐腎邪，起陰氣，水飲脹胃，心下水痞，水瀉，五淋，小便不利而渴。通血脉，治洩精，疝痛，腎藏風瘡，滌濕熱。無濕飲及腎氣乏者，虛寒作泄瀉，並忌之。

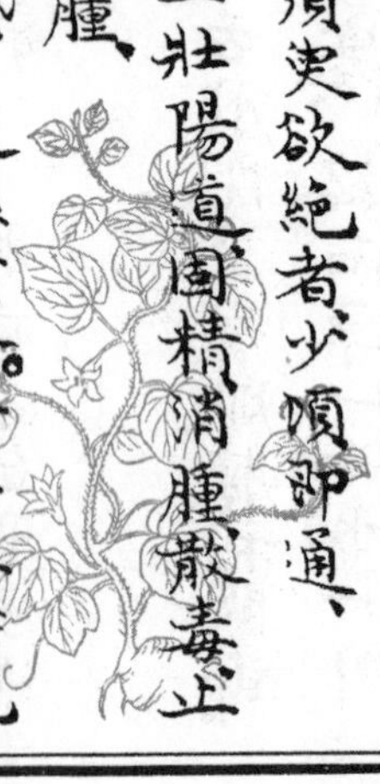

石菖蒲　辛，溫。開心孔，通九竅，明耳目，治客忤，癲癇。除心積伏梁，心腹冷病，並下氣，除濕，利丈夫水藏，女子血海冷敗，治耳鳴，安胎，漏下，血崩中。　菖蒲感百陰之氣，生百草之先，陰感陽故曰昌陽、心為君火至陽根于至陰、非、至、陰、之、貞、不、發、至陽之光。發、至、陽、之、光。乃益暘、至、陰、之、用。開、心、帥、氣。由、氣、生、血。氣血之用昌。而所生諸證、或專治、或兼治、無不宜矣、　治耳鳴者、心、氣、通于耳也。或據此為入腎者非、　治遍身瘡不結痂。痛癢甚者。用九節菖蒲為末糝之、即結痂愈、

蒲黃、　甘平、入手足厥陰血分、　治心腹膀胱寒熱、利小便、止血。消瘀。治吐衄尿瀉痢血、女子崩漏墮胎、又通經脈、產後血暈。兒枕痛。癥瘕、又主打撲血悶及咽喉口舌諸病、　舌忽腫滿。蒲黃、頻糝之愈、或並乾薑等分用之、　生用涼血活血、熟用補血止血　生地汁調下五分、治老幼吐血。小便出血。

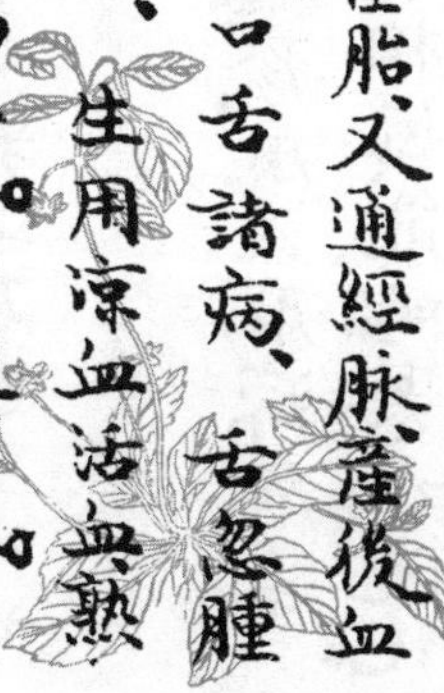

口耳大衄。同阿膠生地汁服、急以帛繫兩乳、止乃已、一切勞傷、陰虛、內熱、無瘀血者、禁用。

水萍

辛、寒、治暴熱身癢。熱毒風熱癮疹。風濕麻痺、腳氣、發汗、勝于麻黃。用治時行熱病。　金水相滋、能暢寒水之化。故陰氣抑遏阻滯。陰氣為陽所弃者。皆能以升出為機。陰氣達而陽自化、風自息、故治風熱最勝、　消渴、同栝蔞等分、人乳和丸梧子大、空心服二十丸、數日愈、　單服末利水腫、吐血不止。用紫背浮萍五錢、黃芪炙二錢半、為末、每服一錢薑蜜水調下、　鼻衄不止。為末吹之、　麻疹。同牛蒡子為末、薄荷湯調二錢、日二服、　表虛者勿服。

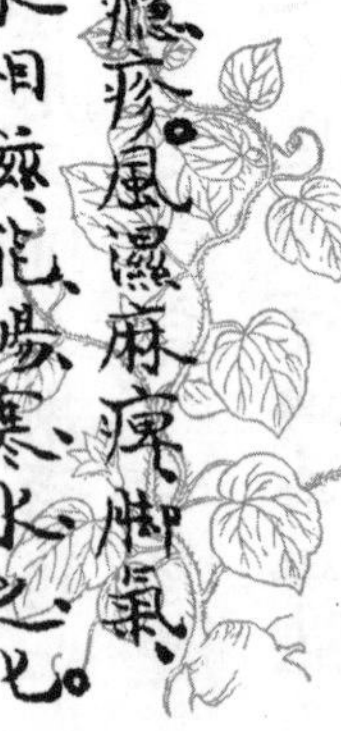

海藻（反甘草）鹹寒、治癭瘤結氣頸下硬核痛癰腫癥瘕堅氣男子癀疝下墜、并奔豚氣、水氣下十二水腫腹中雷鳴、胸隔痰壅、利小便、起男子陰消、

昆布（一名綸布）鹹寒滑、治十二種水腫、癭瘤結聚、氣瘤瘡、陰癀腫、利水道、去面腫、下氣、流濕、引水、

石斛　甘、微鹹、平、入足陽明足少陰經、平胃氣、除胃中虛熱。強陰益精、逐皮膚邪熱、消痺、清肺益脾、能和脾腎之陰、以至胃。故胃陽不亢、而陽即隨陰、以降。

骨碎補（俗名猴姜）苦、溫、入足少陰腎、主骨、破血、止血、補折骨、療骨中毒、氣。風血疼痛、耳鳴、齒痛。並主腰痛行痺、風攣、氣證、久痢

泄腎虛者、炒黑為末、擦牙治虛、熱、攻、牙、齒痛。血、去、并、能堅、骨固牙。益精髓、去骨中毒氣。疼、痛、牙、動、將、落者。數擦立住。再不復動。去毛蜜炒用

石胡荽 即鵝不食草 辛溫、通九竅、解毒、散目赤腫、雲翳、挼塞鼻中、翳膜自落、治頭痛、腦酸、塞鼻、瘜自落。散瘡腫、治痎瘧、齁𪖌、

石韋 苦、辛、入足少陰經、治勞熱邪氣、五癃、諸淋、利水道、通膀胱滿、主崩漏、

地錦 一名血見愁 辛、苦、平、通流血脈、散血止血、主金刃撲損出血、血痢、下血、女子崩漏、並治癰疽惡瘡、利小便血、

馬勃 辛、平、清肺。散血熱解毒。治疫大頭痛、喉痹、咽痛、去膜、

以蜜拌採少以水調呷或為末吹之吐痰血即愈

卷柏　甘溫治五臟邪氣女子陰中寒熱痛癥瘕血閉絕子臟毒下血能入至陰之地以治陰之不得陽以和而結者

本草述錄卷三終

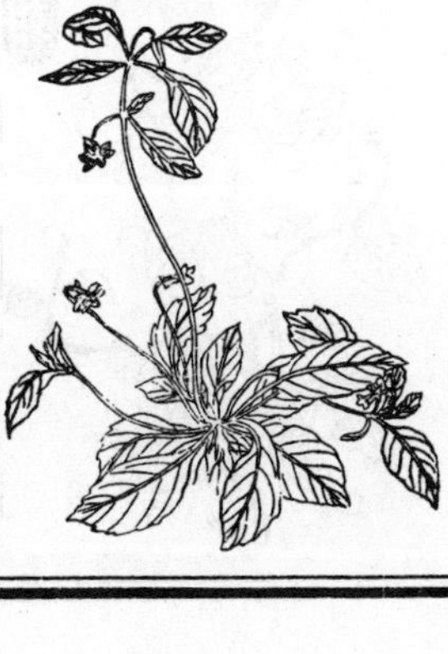

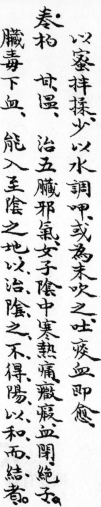

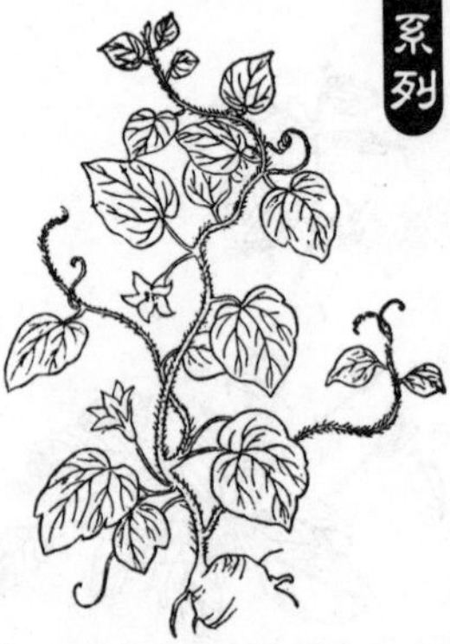

本草述錄卷四

穀部

胡麻 黑者、甘平、潤、養五臟。療虛羸。傷中。補肺氣。止心驚、益氣力、填腦髓、利二腸、逐風濕氣、遊風、頭風、炒食不生風病、風人久食良、

白者 甘微寒、 滑腸胃、行風氣、通血脈、容熱、生者性寒、炒則性熱、發病、蒸者補人而性溫、

麻油 甘微寒、 治天行熱閟。腸內結熱。下三焦熱毒氣、通大小腸、治蚘心痛、滑胎胞衣不下、並解食毒蠱毒、瘡毒、消解痘毒時行、暄暖恐發痘瘡、用生麻油一小盞、水一盞、旋旋傾下油內、柳枝攪稠如蜜、每服二三蜆殼、大人二合、臥時服之、

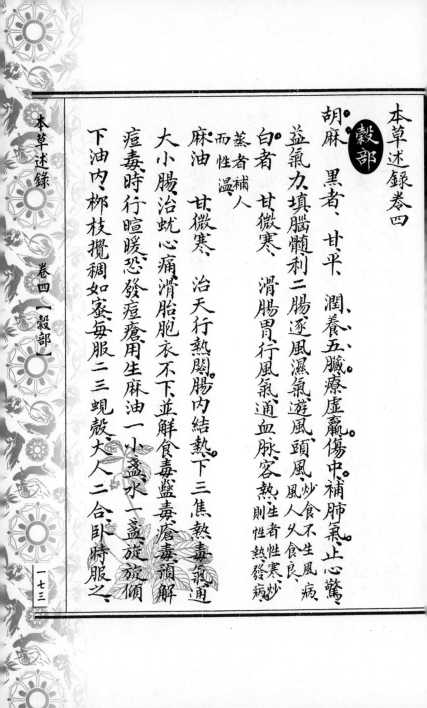

三五服大便快利、瘡自不生此扁鵲油劑法也、或用麻油童便如上法、

麻枯餅　烏鬚用麻枯八兩盐三兩、生地四兩、取汁同入鐺中熬乾以鐵蓋盐泥泥之煅赤取研末、日用擦牙三次、擦畢飲薑茶一月盡黑、

大°麻仁 一名火麻　甘平、入足太陰手陽明經、補中益氣、下氣逐水、復血脉通關節潤五臟去五臟風、專利大腸風熱結燥°利小便除熱淋消渴便濇血痢利女子經脉、風病原於血病血生于木火而成于金水、大麻稟木火之氣、而獨多脂液猶人身之氣化液液化血也、是陽中之陰氣舒宣之象、故非血藥、

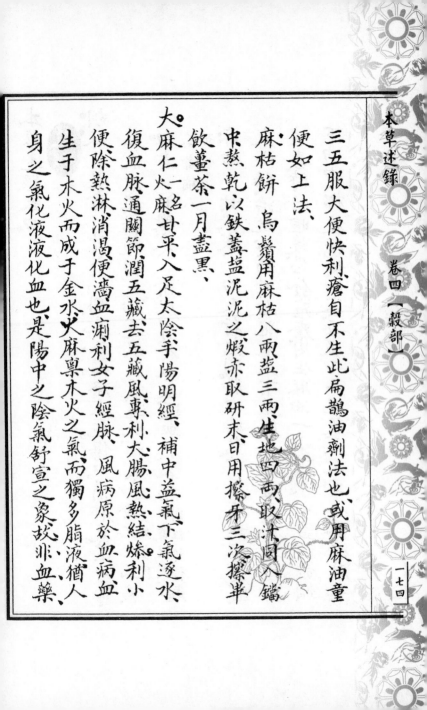

而有化血之能。不益氣而有舒氣之用。于大腸風燥最宜。大腸固與肺表理皆一氣之所通也其治風者血中之風也風與血同是肝臟血不能潤風故病于風肯乙即合于庚歸大腸而風更化燥庚金反從風木之化。由由于陽不得陰以化。不能合于下焦之元陰耳。此味由木火而宣金水之化俾氣能化血以歸血海而益腎肝正取其氣化之歸以為用陽隨陰降之義也

大麻仁酒治骨髓風毒疼痛。不可運動。大麻仁水浸用沉者一大升曝乾于銀器內慢炒香熟入木臼中搗至萬杵待細如白粉即止分十帖每用一帖家釀無灰酒一大碗同麻粉用柳木搥入砂盆擂之濾去殼煎至減半空

腹温服輕者四五服效甚者不出十服必失所苦血痢不止用麻仁汁煮綠豆空心食效多食滑精氣損血痿陽

小麥　甘微寒新者性熱陳者平入手少陰心經養心氣心病宜食之除客熱止煩渴咽燥利小便養血陳者止虛汗作湯不可皮坼坼則性溫不能治熱止煩

白麪　甘溫性壅熱動風氣　養氣補不足實膚體厚腸胃水調治中暑及止鼻衄吐血　血本陰生而陽化陽僭而陰失守故錯逆上行白麪根至陰之醖育而乘至陽之舒化故可對待陰之失守而陽潛者

浮麥　甘鹹寒　益氣除熱止自汗盜汗骨蒸虛熱婦人勞熱

麥麩　消穀止痢、醋蒸、熨手足風濕、痺痛。寒濕、腳氣。互易至
汗出良、產後虛汗、同牡蠣等分服二錢。
小粉　甘涼、醋熬成膏、消一切癰腫湯火傷。烏龍膏治
一切癰腫發背、無名腫毒、初發焮熱未破者、取效如神、用隔
年小粉、愈久者愈妙、炒成黃黑色、冷定研末、陳米醋調成糊
熬如黑漆、瓷罐收之、用時攤紙上、剪孔貼之、即如冰冷、疼痛
即止、少頃覺癢、乾亦不能動、久則腫毒自消、藥力亦盡而脫
落、甚妙。　小麥寒氣全在皮、去皮則熱、故壅滯、動氣、發渴、助
濕、令人體浮。產西北者無此患、東南多濕熱、故麥性不及也、
脾胃濕熱、及小兒皆不宜服。

大麥　平涼滑、治消渴除熱寬胸下氣止瀉療脹滿平胃、不動風氣、無燥熱、為麪勝于小麥、胃熱化風者、啜粥糊即愈、

蕎麥　甘平寒、主治降氣寬腸煉五臟滓穢磨積滯療白濁、白帶、脾積泄瀉痢疾、炒糖水調炒麪二錢服、絞腸痧、炒焦熱水衝服、脾胃虛寒人不宜服、大脫元氣、落鬚眉、

粳米　赤者熱白者涼晩白者寒、溫中益氣益腸胃通血脈和五臟、

糯米　甘溫、溫中益氣暖脾胃止虛寒洩痢縮小便收自汗、發痘瘡、脾病不能轉輸者不宜食、最能發病、成積、且能壅經絡氣、多食使四肢軟弱、

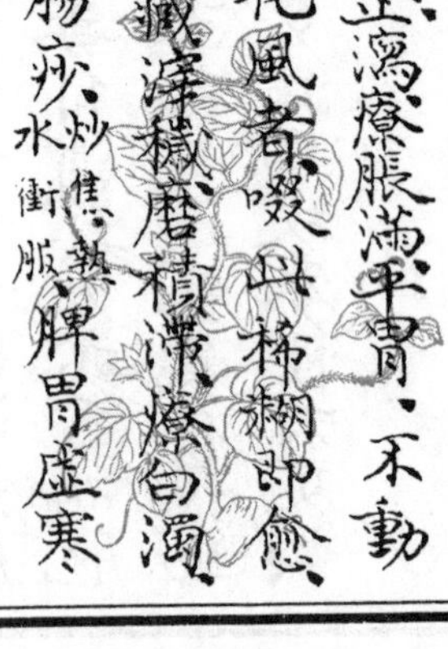

黍　甘温、益氣補中、利小便泄濕、

黑豆　甘平、入腎、　調中下氣通關脉。療傷中淋露、散五藏結積内寒、解諸毒、治水消脹、利風熱、活血、祛風、同甘草作湯解百藥毒、　甘屬脾、黑屬腎、是脾腎合也、水土合德、豆為生化之原、且乘三陰進氣以始、而還歸于三陰旺氣以終、是脾胃腎三氣具足、脾腎合于肺之陰、乃得致于陽以行其化、肺為氣主也、脾肺歸于腎、乃得裕諸陽以歛其化、腎為氣原也、故能調中、中即中氣、陰陽合化者也、氣調而血和、陰得陽之化也、血和則關脉通、陽又得陰之化也、故可治水、治風、并化寒熱、諸毒、五藏結積、胥此義耳、　豆淋酒、治產後百病。或血熱覺有餘血、水氣、或中風困篤。或背強口噤。或但煩熱。瘈瘲口渴。或身頭皆腫。或身癢嘔逆直視。或手足頑痹。頭旋眼花。此皆虛熱中風也。用大豆三升、熬熟、至微烟出、入瓶中、以酒五升沃之、經一日以上、服酒一升、溫覆令少汗出、身潤即愈。口噤者加獨活八兩、微微槌破、同沃之、產後宜常服、以防風氣、消結血、　頭風頭痛。即上方密封七日溫服、　新久水腫。大豆一斗、清水一斗、煮取八升、去豆、入薄酒八升、再煎取八升、服之、再三服、水當從小便出、　陰毒傷寒危篤者。黑豆炒熟、投酒熱飲、或灌之、吐則復飲、汗出為度、　腳氣衝心。煩悶不識人、大豆一升、水三升、濃煮汁服、未定再服、　疫癘發腫。黑豆二合、炙甘草一錢、水一盞、煎汁時時飲之。妊娠腰痛、大豆一升、酒三升、煮七合、空心飲之、服萆麻子者忌炒豆。服厚朴者亦忌之。

大豆黄卷 壬癸日、以井華水浸黑大豆候芽長五寸、陰乾用、 甘平、 治濕痺筋攣、膝痛、除胃中積熱、消水病脹滿、

赤小豆 甘平、入手少陰經、 主下水、腫。排癰腫膿血、療寒熱、熱中、消渴、止洩利、通小便。治腹脹滿吐逆、卒澼、治熱毒風、散惡血、通氣、健脾胃、縮氣、行風、散氣、去關節間熱、產難、下胞衣、通乳汁。 和通草煮食、下氣。和桑白皮煮食、去濕氣痺腫。和鯉魚、鯽魚、黄母雞煮食。能利水消腫。同雞子白塗一切毒腫。

和鯉魚煮食治腳氣。赤豆秉三陰進氣之候以生、本三秋涼肅之時以成而色赤通心、此天氣下降之義由肺入心以為生化也。故為心穀、下通于小腸、小腸固為心主行其氣化者也、心主血、血原于金水而成于木火、皆陽得陰以化之義也、如陽不得陰以化、則火氣不遂而水化、乃病于濕。氣亦不暢而化熱。如煩滿消渴、吐逆、小便不利、暴痢、甚則為水腫、脹滿、諸證作矣、謂赤豆能除濕固近之、但謂其燥濕則誤矣、盧氏謂腎之心物者、人身氣化在下焦、氣原于水也、水化在上焦、水又始于氣也、陽得陰以化者、為水之元、陰即陽以化者為水之用、故水腫産難通乳為的劑、而凡下焦之病、如下血腳氣諸證，不必以行水責其功，第腎屬水藏，心與小腸之氣化，裕其原以達其用，則下焦之血與氣，與風胥得湊績水藏之氣化乃全，而通氣、縮氣、散氣之義，並除煩熱在關節，甚則熱毒風，皆氣化不布之所致，茲味通心肺腎之交，氣化布而水化行，有何不治哉。　水腫從腳起，入腹則殺人，赤小豆一升，煮極爛，取汁五升，溫漬足膝，若已入腹，但食此豆，勿雜食亦可愈。　久服降令太過。津血滲泄，令人肌瘦身重。

菉豆。　甘，寒。　煮食消腫，下氣壓熱，解毒，生研絞汁，治丹毒煩熱風疹，藥石發動，熱氣奔豚，治痰喘，齁䶎，用之宜連皮，煮汁服，治老人淋痛，　同黑豆治服熱藥多，頭腫如斗，唇裂血流。

脾胃虛寒人勿服。

菉豆粉　甘涼平、解諸熱及酒食諸毒、治發背腫毒及湯火傷、治霍亂轉筋、解諸藥毒死心頭尚溫者、並新汲水調服、護心而托萬全散、凡有疽疾、三日內宜連進十餘服、方免變證、使毒氣出外、四五日亦宜間服之、用真菉豆粉一兩乳香五錢、灯心同研和勻、以生甘草煎濃湯調下一錢、時時呷之、服至一兩則香徹瘡孔中、一方有丹砂二錢半、丹溪曰、此方蓋為服丹石發疽者設、若年老及體虛病甚者。必須助氣壯胃。而行經活血為佐。

稨豆　甘微寒、入足太陰脾、和中、下氣、益脾胃、除濕熱、消暑、

止泄痢、霍亂、通利三焦、解一切草木毒、生嚼亦煮汁飲、化清降濁、

刀豆　甘平、溫中下氣、利腸胃、止飽逆、益腎補元陽、

粟米　鹹淡微寒、養腎氣、去脾胃中熱、益氣、陳者苦寒、治胃熱消渴、利小便、治反胃熱痢、煮粥食益丹田、補虛損、開腸胃、胃冷者、不宜多食

黃粱米　甘平、益氣和中、止洩、治霍亂下痢、利小便、除煩熱、

青粱　甘微寒、治胃痺、熱中、消渴、止洩痢、利大小便、益氣補中、老人血淋、車前五合、綿裹、煮汁、入青粱米四合、煮粥飲汁、亦能明目、引熱下行、

◎薏苡仁　甘微寒、入手足太陰經、治筋急拘攣、不可屈伸、久

風、濕、痹。下、氣、益、氣。補脾、益肺。除濕清熱、和營治肺痿、涕、唾、膿血。上、氣、利、水。治、疝、熱、淋。　東壁黃土炒過、水煮為膏服、消疝疾重墜、　受濕則筋緩。然濕即化熱、濕合于熱、則傷血。血不能養筋、則又攣縮。苡仁入胃。而能、和、肺、脾腎之升降、以為中樞。故胃之為病于上下、而鬱為濕熱者皆、療之。　沙石熱淋痛及治小便不通、一味苡仁煎飲、夏月冷飲以通為度、因寒轉筋。脾虛無濕者。忌之。妊、娠、禁用。

罌子粟（即御米）甘平、一作寒性、主行風氣、逐邪熱、治反胃胸中痰滯、利二便、丹石發動、不下飲食、和竹瀝煮粥食之、多食動膀胱氣、

殼　酸、濇、微寒、止瀉、痢。固、脫、肛。治、遺、精。久、嗽。斂、肺、濇、腸。止心腹筋骨諸痛、收斂固氣、能入腎、骨病尤宜。凡病初起。邪、盛、者。勿、用。

阿芙蓉　俗名鴉片。罌粟花之津液也。結青苞時。午後以大針刺其外面青皮、勿損裡之硬皮、三五處、次早津出。竹刀刮收入瓷器。陰乾用之。氣味與粟殼相同、而止痢之功尤勝。小兒痘瘡行漿時泄瀉、不止。用五厘至一分。未有不愈、他葯不逮也。忌醋。令、人、腸、斷。

淡豆豉　苦寒、一云溫　治春夏傷寒頭痛、寒熱時行熱疾、煩躁滿悶、傷寒吐下後虛煩、療勞復食復、止暴痢血痢、化氣、調中、散毒、除煩、能升能降。得葱則發汗。得鹽則能吐。得酒治風。得薤治痢。得蒜止血。炒熟止汗。

能宣足少陰太陰之真氣、令生化達于臟府、以除周身、其治虛煩者、心火為煩、由腎陰不至于心也。豆豉能化陰氣上奉于心、故治煩躁。齁喘痰積、凡大雨便發、坐臥不得、飲食不進、及肺竅積痰、遇陰氣觸動則發、用江西淡豆豉一兩、蒸搗如泥、入砒霜末一錢、枯白礬三錢、丸綠豆大、每用冷水茶送下七丸、甚者九丸、小兒五丸、即高枕仰臥、忌食熱物等。服即愈、至七八次、即出惡痰數升、藥性亦隨出、即斷根矣、

陳米　鹹酸涼、炒則溫、寬中、消食調胃、止渴除熱、利小便、止瀉、益脾胃陰氣、霍亂大渴能殺人、以黃陳米三升、水一斗、煑汁澄清飲、

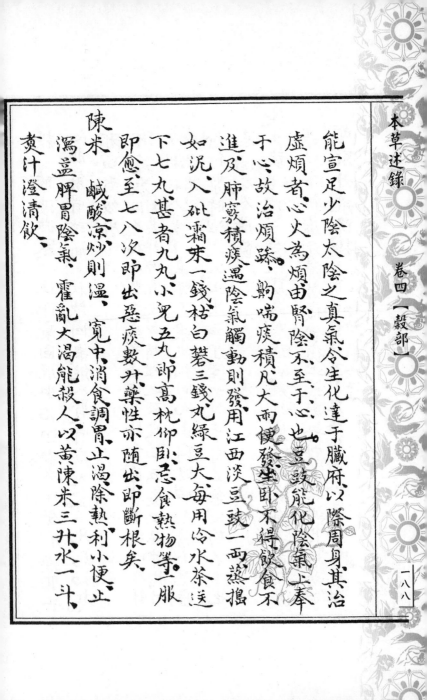

麴　甘溫、調中下氣開胃去藏府中風寒、補虛去冷氣心膈氣痰逆除煩破癥結、消積滯止痢除腹痛、

神麴　甘辛溫、健脾胃化水穀。下氣消滯除痰逆。霍亂。泄痢、脹滿。水腫。及大便不通助真氣使胃氣有餘。陰虛胃火盛。及孕婦不宜用。

紅麴　甘溫、消食活血健脾、燥胃、主赤白痢下水穀、殺山嵐瘴氣治打撲損傷女子血氣痛及産後惡血不盡破血行藥勢、血鬱畜血心痛、滯下、

舂杵頭細糠　辛甘熱、治噎膈飲食不下、丸彈子大時時含咽津液、

穀芽　甘、溫、快脾。開胃。下氣和中。消食化積。

麥芽　鹹、溫、開胃、消食、和中、消痰飲、破冷氣、除脹滿、治一切米麪諸菓食積。行上焦滯血、　產後腹脹、不通、轉氣、積、坐臥、不安。以麥芽一合為末、和酒服、良久通轉。產後秘塞、五七日。不宜妄服藥。用麥芽炒黃為末三錢、沸湯調下、與粥間服。久服、消腎氣、墮胎。胃虛者、不宜用。　麥芽湯回乳汁

飴糖　甘、大溫、入太陰脾氣分。　補虛冷、健脾、補中、潤肺、消痰、止渴、治吐血、由打損瘀者。熬焦、酒服。能下惡血。解附烏毒。和胃氣。化血。

乾餳糖　甘、溫中、　治反胃吐食、暖脾胃、化飲食、益氣、緩中、

治反胃嘔吐不止。甘露湯方、乾餳糟六兩、生薑四兩、二味同搗作餅、入炙甘草二兩、鹽少許、切片焙乾、點湯服之、

醋

肉反蛤

酸苦溫、主理諸藥、消癰腫、諸毒、除癥塊、腎積、散結氣、心中酸水、痰飲、婦人心痛、血氣、產後血暈、傷損金瘡血暈、湯火傷灼。以醋淋洗、并以醋調泥塗之、乳癰堅硬。以罐盛醋、燒熱石投之、二次、溫漬之、冷則更燒石投之、不過三次愈、

酒

苦、甘、辛、大熱、有毒、行藥勢、散百邪惡毒氣、養脾扶肝、通行血脈、營肌膚、行氣壯神、禦寒風霧露、辟瘴癘、

燒酒　辛、甘、大熱、有大毒、消冷積寒氣、燥濕痰、開鬱結、止水泄、治霍亂、瘧疾、噎膈、心腹冷痛、陰毒欲死、殺蟲、辟瘴、洗赤

目腫痛、利小便、堅大便、解暑氣、與姜蒜同食生痔、

菜部

韭。 辛、溫濇、入足厥陰經、血中行氣藥、溫中下氣益陽、除心腹痼冷痃癖、胸脾刺痛如錐。生搗汁服、即吐出惡血甚驗、 吐血、唾血、衄血尿血、婦人經脈逆行、打撲損傷及噎膈病、並消散胃脘瘀血、搗汁清和童便飲、 痰滯血絲出、生韭汁童便合加鬱金研入服之其血自清、 又灌初生小兒。吐去惡水惡血。永無諸疾。

韭子 辛、甘溫 治夢洩溺血、補命門及肝。治小便頻數。遺尿。女子白淫白帶。 同破故紙各一兩 為末、每服三錢、治強陽不痿。精流不住。時如針刺。捏之痛病名強中。乃腎滯漏疾

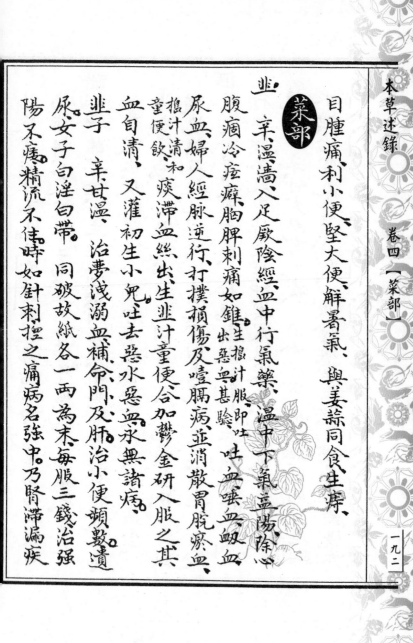

也。多食韭昏神。有熱者勿服。韭黃未出土者勿服。食之滯氣。韭花食之動風。陰虛、為病者。忌韭子。同蔴油丸上燒煙薰牙蟲神效

薤白 辛、苦溫滑滑、溫中、散結氣、調中、治胸痺刺痛、止久痢冷洩及泄痢下重、治下焦、陽明氣滯、並少陰病厥逆洩痢滑胎易產、同蜜搗塗湯火瘡甚速、奔豚氣痛。一味搗汁飲之、老人最宜。

白芥子 辛溫、發汗、治胸膈痰冷上氣、面目黃赤、暴風毒腫、流四肢疼痛、利氣豁痰、除寒暖中、治喘嗽反胃、痺木腳氣、筋骨腰節痛、肺家有熱、及陰虛火炎、咳嗽生痰。法在所忌、痔疾便血。忌其莖葉、能動風動氣也。

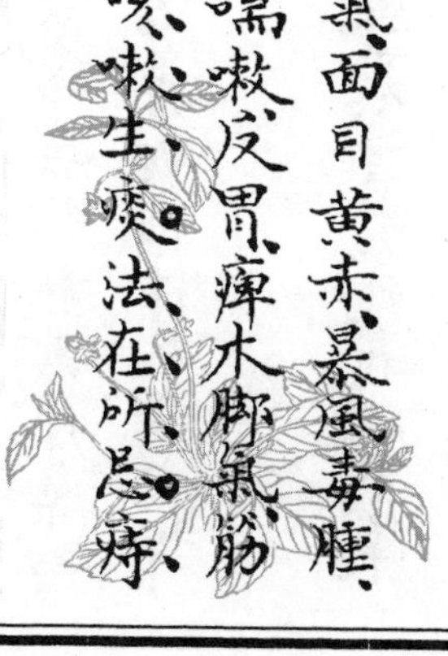

萊菔　辛，甘，平。　生啖或擂汁，止消渴，寬中，去邪熱氣，療鼻衄，制麪毒，酒毒。熟食，反能滯隔停食。　治鼻衄，擂汁入酒少許，熱服，并以汁注鼻中。

子　辛，甘，平。　生用，升，散。吐風痰，散風寒，發瘡疹；熟用，下降。定痰喘咳嗽，下氣消食，除脹，調下痢後重，止氣痛，利大小便。虛弱人忌之。

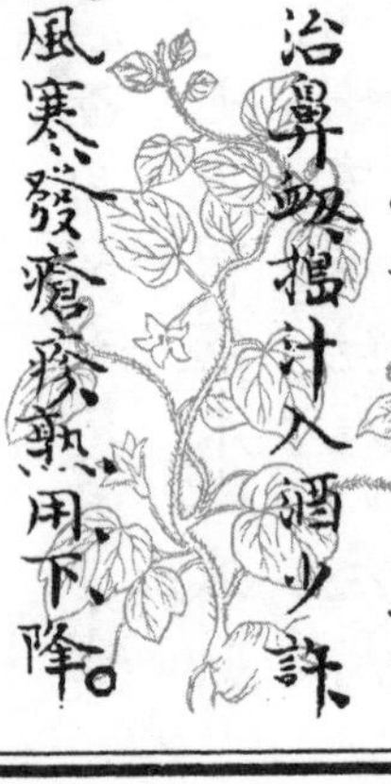

蒜。　辛，溫，有毒，入足太陰陽明經。　主治歸五藏，通達走竅，行諸氣，除風濕，破冷氣，解邪惡，化積聚，消水腫，解癰毒，疫氣，寒瘧冷痢，蓮艾注炙癰疽，百遍撒毒氣。　蒜之為用，通陽而歸陰，不僅以辛熱為用，如寒濕氣痛，心腹冷痛，一切痃痛，水氣腫滿、寒瘧冷痢、此皆陰、不得陽以化、而反困陽。蒜能、導陽以歸陰、陰還化于陽、而陽不困。又如二便不通、衄血暴泄痢瀉、産後、金瘡中風癱疽腫毒腦瀉鼻淵、此又陽、不得陰以化、而反傷陰。蒜能馭陽、以歸陰。陽得徹于陰、而陽乃和。是于陽之陽者、使之合。通其壅氣也。陽之淫者使之和。宣其勝氣也。

衄血不止。以蒜傅足心即止。下痢禁口及暴痢瀉泄腦瀉鼻淵、法同上。

水氣腫滿。同田螺車前子等分、熬膏攤貼臍中、水從便漩而下、數日即愈。

關格脹滿。大小便不通。獨頭蒜燒熟、去皮綿裹、納下部氣立通。

産後中風。角弓反張、不語、大蒜三十瓣、水三升、煮一升、灌之即甦。

生痰動火傷神散

氣。耗血。損目。肺、胃、有熱。肝、腎、有火者。更、切禁。

葱白　辛平、溫、入手太陰、足陽明經　治通陽達表、發汗。利關節。通大小便。風寒頭痛。寒、熱喉痺。陰毒腫痛並脫陽證。女勞復。水腫、風濕身痛。　葱管吹鹽入玉莖內治小便不通。及轉脬危急者。有捷效、　胎動下血。痛極搶心。葱白煮濃汁飲之、未死即安已死即下、　陰毒腦痛。厥逆唇青。卵縮脈欲絕者。用葱白一握、烘熱、安臍上以熨斗熨之、葱壞則易良久手足溫有汗、即瘥、乃服四逆湯。若手足不溫者不治、　脫陽、證。或因大吐大瀉後或與女子交後如上熨臍復以葱白二十一莖、搗爛酒煮灌之、陽氣即回、　傷寒女勞復。葱白搗爛苦酒一盞和服之、 小便不通、小腹膨急、氣上衝心、悶絕欲死、此由暴氣乘膀胱、或從驚憂、氣無所伸、鬱閉而不流、氣衝胞系不正、陳皮三兩、葵子一兩、葱白二莖、剉散、水五升、煑二升、分三服、 又熏方、治小便不通、桃枝、柳枝、木通、川椒、枯礬各一兩、葱白一握、灯心一束、以水三斗、煎至一斗五升、用磁瓶一所、熱盛一半藥汁、熏外腎四周、以被圍繞、不得入外風、良久通、若冷即換之、其功甚大、二方有旱蓮子一兩、 表虛易汗勿食。

葱須 通氣、治飽食房勞、血滲入大腸、便血、腸澼成痔、口乾、

葱、同蜜食、壅氣殺人、

薑。辛、微溫、入肺開胃止嘔吐。消痰。下氣開藏府通四肢關節。除風邪寒熱咳逆上氣、和營衛、溫中。益脾胃去濕、一切中暑中毒中氣卒暴之病、同童便服、立可解散。

乾薑　辛溫、一云大熱、　治寒嗽胸滿咳逆上氣溫中出汗。逐風濕痺散氣走血　陰虛、內熱。表虛有熱汗出。火熱腹痛。並忌之。

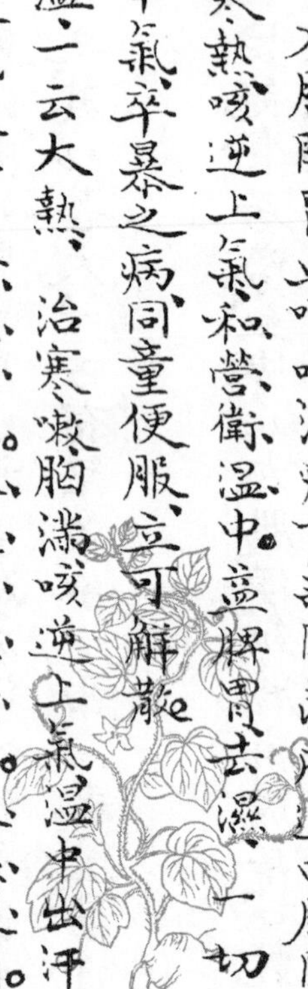

炮乾姜　苦大熱、守中。溫脾胃。治裡寒水泄。下痢。霍亂脹滿脾寒、瘧疾。心腹腰腎冷痛一切下焦寒濕、沉寒痼冷。腎中無陽脉氣欲絕止鼻衄童便炒黑唾血、血痢崩漏、治血虛發熱。及產後血虛大熱。　同補陰藥能引血藥入氣分生血、

血痢不止、乾姜燒黑存性、放冷為末、每用一錢、米飲下、

胡荽　辛、溫、消穀、利大小腸、通少腹氣、發痧、疹、痘、瘡不出。作酒噴之、勿噀頭面、通心竅、辟一切不正之氣、兒虛及天時陰寒宜之、兒壯實及春夏晴暖不可用、慎之、

子　辛、酸、平、炒用、發痘疹、殺魚腥氣、虛人不宜。

蘹香子　辛、平、入手足太陽、足陽明、手足太陰經。治胃間膀胱冷氣痛、開胃、下氣、止嘔吐、育腸氣、並腎勞㿗疝、陰痛、少腹痛、暖丹田。并腰痛、泄瀉、積聚、傷飲食、虛勞呃逆、腹痛、滯下、小便數。遺精、水腫、畜血、前陰諸疾、耳證、補命門不足、

膀胱為腎之府、藉腎氣以施化、膀胱寒水為病、由腎中陽氣

不足也。又謂入小腸者，手足經本同氣，且腎陽充而胃氣通于腎，小腸火化之府亦治也。　癩疝之證，本膀胱之氣逆，致手太陽之脉，隨之下陷。陽鬱于陰，而足厥陰經脉不得伸，並任脉因之厥逆。氣化不宣則生濕，濕鬱則生熱，其本總由陽虛，致陰不化，而邪盛。陰中之陽轉鬱，故用此味正入寒水之府，以化陰而達陽。若其熱勝者，又非所宜矣。　有熱者，不宜用。

茄

甘，寒、　散血止痛，消腫寬腸、　熱毒瘡腫，生茄子一枚，割去二分，去瓤二分，似罐子形，合于瘡上即消，如出膿，再用取瘥、　乳頭裂瘡，老黃茄子，燒灰存性，醋調塗、

蔕，治腸風下血，口齒瘡䘌，生切擦癜風、　鮮茄蔕，鮮首烏等

分煎飲治對口瘡

根葉　治中風寒濕、鶴膝風、癧風、散血、消腫、治血淋、下血、痢血、陰挺、齒䘌、口蕈、凍瘡、皴裂、　治齒、先以蜂房煎湯漱過、乃燒灰傅之、陳者良、用莖、

馬齒莧　辛酸寒滑、節葉間有水銀、用之須去莖、散血消腫、利腸、解毒、療破傷風、　多年惡瘡、搗傅三數遍即瘥、　汁和雞子白治赤白帶下、

薯蕷　甘溫平、入手足太陰經、　治傷中、補虛羸、氣除煩熱、養心氣不足、止瀉利、益腎氣、理腰痛、潤皮毛、生搗貼腫毒、　不宜與麪同食。

苦瓠　苦寒、（用瓠及子）主大水、面目、四肢、浮腫。及黃疸腫滿、利石淋及小便不通、治偏頭風、及鼻塞、黃疸腫滿、用瓠如大棗許以童便浸一時、取酸棗大、納兩鼻中、深吸氣、待黃水出、大水腫、頭面洪大、用瑩淨苦瓠白瓤、捻如豆粒、以麪裹煮一沸、空心服七枚、至午當出水斗許、二日水出不止、大瘦乃瘥、二年忌鹹物、　石水腹腫、四肢瘦削、用苦瓠膜炒一兩、杏仁五錢炒去皮尖、為末、糊丸小豆大、每服十丸、日三、水下止、風痰頭痛、用瓠膜取汁、以芦管吹入鼻中、其氣上衝腦門、須臾惡涎流下立愈、勿以昏暈為疑、子亦可為末吹之、　能宣太陽、寒水之氣。夫通調水道、下輸膀胱者、肺也、肺金之氣化與太陽寒水合、則水道不蒙、義固如是也、納藥鼻中者、太陽脉入絡腦、天氣之自上而下者、心肺主之、肺通于鼻、假鼻氣以至于腦、與太陽之氣合、而自上而下、固治法之巧也、

冬瓜 霜後者佳、甘微寒、　治小腹水脹、利小便、止渴、消熱毒癰腫、下氣、　十種水氣、浮腫喘滿、大冬瓜一枚、去蓋、去瓤、以赤小豆填滿、蓋合簽定、以紙筋泥固濟、晒乾、用糯糠兩大蘿、入瓜在內、煨至火盡、取出切片、同豆為末、水糊丸梧子大、每服七十丸、冬瓜子湯下、日三服、小便利為度、　鯉魚一斤已上者、煮熟取汁、和冬瓜葱白作羹、食之、治水腫、

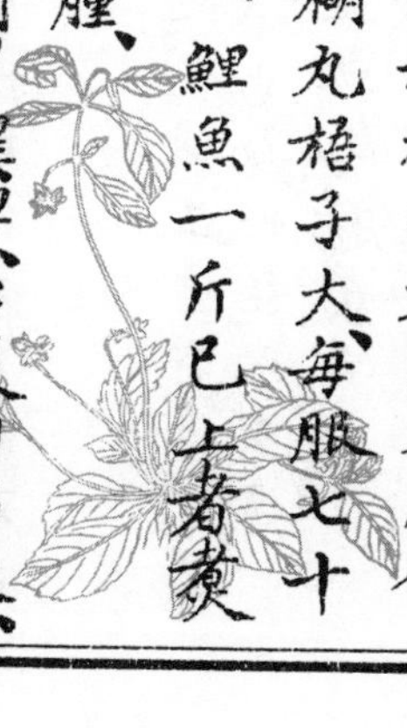

子　甘平、　治心經蘊熱、小水淋痛、開胃醒脾、治腹內結聚、

破潰膿血治腸癰、苦瓜達陽、冬瓜宣陰、皆行水而用不同、冷、痢、非、虛寒所宜。

木耳 即鮮菌、槐桑樹上者良、枯木次之、餘樹生者有毒、采歸色變者有毒、欲爛不生蟲者有毒、赤色及仰生者有毒、

桑耳 甘、辛、平、治女子崩漏帶下、止血衄腸風瀉血、

槐耳 苦辛平、治五痔脫肛下血、

栢耳 治肺癰咳唾膿血腥臭、一兩為末、同百齒霜即梳垢、一錢、糊丸梧子大、米飲下三十丸、效甚捷、

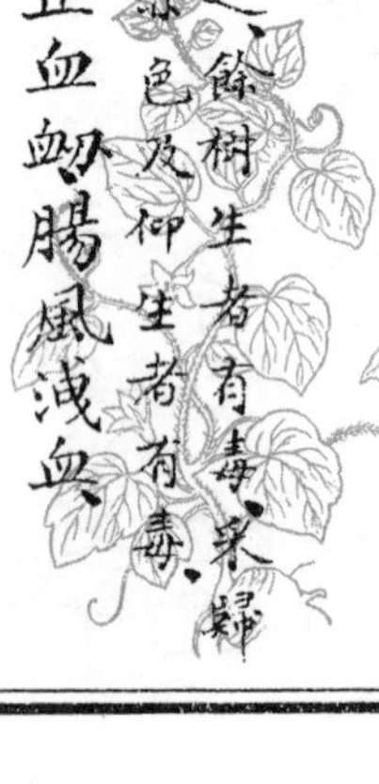

蕓薹 即薹菜、辛溫、一云涼、治風遊丹腫、破癥瘕結血、治腰足痺、產後血風及瘀血乳癰、擣葉傅女子吹奶、丹毒百方不能治者、惟此最妙、用子亦可、

子　行滯血、破冷氣、消腫散結、治產難、產後心腹諸疾、赤丹熱腫、金瘡血痔、　產難用十五粒、細研酒下、　宣暢氣血、風化行乃得血化、相因以為用也、　損陽氣、發瘡、及口齒病。又腹中諸蟲。

果部

杏仁　甘、苦、溫、入手太陰經、（去雙仁者）治咳、逆、上、氣。雷鳴、上焦風熱、肺燥喘、熱潤大腸。墜痰散結心下急滿、　陰、虛、咳、嗽。肺家有虛熱、熱、痰者。忌之。

桃仁　苦、甘、平、溫、入手足厥陰血分、（去雙仁者）治血結。血秘、血燥、潤大便、　花利大腸更捷、破蓄血。治血滯風痺肝瘧寒熱、止咳逆上氣、消心下堅硬、通女子月水、產後諸病。虛者忌之。

梅實　烏梅　酸溫濇。下氣、除煩滿熱、止肢體痛、偏枯不仁、蝕惡瘡努肉、去痹、利筋脉、止下痢、好唾口乾、調中、去痰、止霍乱吐逆、除冷熱痢。休息痢、瘵、久嗽。治蚘厥。收肺氣、血崩便血尿血。收而能行。非止濇者可比。　病初起不可用。

白梅　即鹽梅。　酸鹹。　治喉痹、痰厥僵仆。牙關緊閉。取梅肉擦牙根、涎出即開

大棗。　甘溫、入足太陰陽明脾胃。溫胃益脾、和陰陽。調營衛。生津液。治心下懸。少氣。殺烏附毒。　和光粉燒治疳痢、小兒秋痢、與蛀棗食之良。婦人臟燥。悲傷欲哭。象若神靈。數欠者、十棗湯主之。大棗十枚、小麥一升、甘草二兩、每服一兩、

水煎服、神效、　中滿者忌之。

梨。甘微酸寒、入肺胃二經、兼入心經、　治卒暗、風不語、解丹石熱氣、止心煩、氣喘熱狂、止渴、潤肺涼心、消痰降火、解酒毒、治風熱、　陽搏陰則為瘖、又心脉搏堅而長、病舌卷不能言、蓋肝、邪乘心也。梨稟金氣之專、以厚育真陰、則陽火不能因風鼓焰。風木陽邪帖然、故不能搏陰、　肺寒、咳嗽、脾胃泄瀉、有寒者。婦人產後。小兒痘後。並忌。

木瓜　甘酸溫、治霍亂轉筋、不止。並諸筋攣。治濕痺脚氣、止吐瀉、奔豚腹脹、善噫和血。行濕。　木瓜味酸而有甘從中土育肝之體、復從大火淖溢、以致肝之用、故能和血養筋行濕、溫散以利淩戾之暴氣。酸津以潤耗散之脫氣。則筋有所榮養。而肝木不增其燥急。以甚脾胃之疾。陰中之陽不升為風鬱。還以搏濕。病在氣分。而營亦病。陽中之陰不降為濕鬱。還以化風。病在血分。而衛亦病。升降之道窮。故陰陽之氣反戾。木瓜行濕和血。即以化氣。營機動而衛氣亦暢。筋病熱則縱弛。寒則攣縮。然濕熱最能傷血。血傷則筋失所養。亦為攣縮。

山查　酸甘微溫　健胃。消積結氣。痰飲。痞滿。滯血。痛脹。小腸疝氣。產後兒枕痛。惡露不盡。小兒痘疹不快。去腥羶油膩之積。脾虛者不宜。生食損齒。

柿餅　甘、寒、澀、入手足太陰、開胃、消痰、澀腸、止渴、治吐血、潤心肺、療肺痿、心熱、咳嗽、潤咽喉、反胃、咯血、腸澼、痔漏、下血、

柿霜　清上焦心肺熱、生津止渴、化痰寧嗽、治咽喉口舌瘡、清金水二藏火熱、　甘寒而開胃者、上焦心肺有熱、金氣生化有虧、則肺之濁氣下注于經、胃先受之、胃受亢陽之氣、胃中津液、由熱化痰、由痰滋熱、茲味稟金氣之專、有收意、故可以對待之、　反胃吐食、乾柿三枚、連蒂搗爛、酒服甚效、勿雜他藥、

柿蒂　濇、平、　主治咳逆噦氣、　虛寒者忌用、

陳皮　苦、辛、溫、入脾肺二經、　開胃、和中、利水穀、理氣、消痰、治

嘔噦嘈雜，時吐清水。留白則補脾，去白則理肺。能耗散真氣，不宜獨用。

青皮　苦辛溫，入肝膽二經。疎肝膽，瀉肺氣，胸膈氣逆，脇痛，左脇肝經積氣，小腹疝氣，消瘧母，去下焦諸濕，最能發汗，有汗者忌之。性酷烈，能削堅硬滯，虛人切忌。

橘核　苦平，治腎疰腰痛，膀胱疝氣，陰核腫痛，

橘葉　苦平，導胸膈逆氣，消腫散毒，乳癰乳岩，散陽明厥陰滯氣，

枇杷葉　苦平，入肺胃二經，治卒啘不止，下氣噎膈，反胃，肺氣熱嗽，產後口乾，和胃，降氣清熱，解暑毒，脚氣衝逆。治胃用薑，肺用蜜。胃寒及肺感風寒咳嗽法，並忌之。

胡桃　甘平溫入肺腎二經　滋肺利三焦潤血脉補腎益命門化痰利小便亦止小便頻数　破故子能使心包與命門之火相通胡桃主潤血養血相佐有水火相生之妙　同人參能宣痰喘不去皮　石淋痛楚便中有石子者胡桃肉一升細米煮漿粥一升相和頓服即瘥

銀杏　甘苦平濇　熟食溫肺益氣定喘嗽縮小便止白濁生食降痰消食殺蟲　多食壅氣令人脹

荔枝　甘溫通神益智健氣袪寒止渴益顏色治瘰癧瘤贅赤腫疔腫　散無形質之滯氣　發痘瘡取肉浸酒飲并食之　疔瘡惡腫同白梅各三个搗作餅貼瘡上根即出

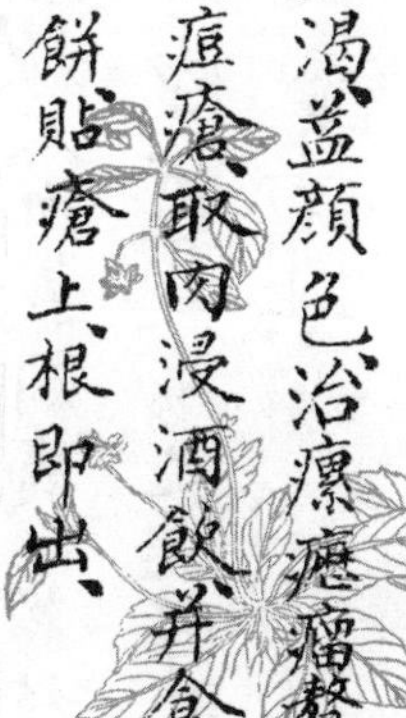

核。甘、溫、濇、治心痛、小腸氣癩疝、婦人血氣刺痛　荔枝、得陰以成其陽之化。即入陰而達其陽之用。故陽之受滯於陰者胥能治之。所謂祛寒者在此、健氣者在此。

龍眼　甘、平、入心脾。開胃。益脾。甯心安志。除健忘怔忡。

檳榔　苦、辛、溫、濇、入手足陽明經、破滯氣下行、除痰癖破癥結消水穀、袪嵐瘴、彭脹、泄痢後重、並賁豚膀胱諸氣、諸瘧、殺蟲、泄胸中至高之氣下行。如鐵石之沉重。用者慎之。

大腹皮　辛、微溫、入足陽明太陰、治冷熱氣攻心腹、大腸蠱毒、痰膈醋心、並以姜鹽同煎、下一切氣、止霍亂、通大小腸、消浮腫、泄肺氣、止脚氣壅逆、胎氣惡阻脹悶、酒洗淨濁、仍以豆汁洗、

雞距子（樹名枳椇）甘、平、止渴、除煩、去膈上熱、止嘔逆、解酒毒、濕熱。潤五臟、利大小便、（與蜂蜜同功、枝葉煎膏亦同、）同麝香、治果實酒物過度積熱在脾。多食、消渴。麝香、能制酒果花木也、

蜀椒 辛、溫、（閉口者有毒、）入手足太陰手厥陰氣分 通三焦。下、氣。補、命門。明、目。溫中。除虛冷腹痛。散氣祛濕鬱。消留飲宿食。頭風下淚、冷嗽、及寒濕泄瀉。水腫黃疸、煖腰臍。縮小便。殺蚘蟲。潤、心寒。引腎氣歸元。傷飽氣上衝。心胸痞悶。水吞生椒一二十粒、即散、以其能通三焦、引正氣下惡氣消宿食也、川椒、火之用、反在金、故由肺而達命門。微炒出汗。取紅用。

椒目 苦辛、治水氣及腎虛耳聾耳鳴、並止氣喘、同巴

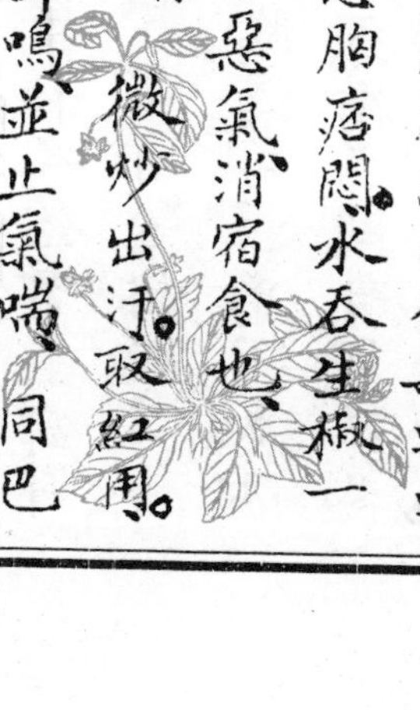

豆、菖蒲礞細、松枝黃、臘溶和為挺、納耳中抽之、治腎氣虛耳中如風水鳴、或如打鐘磬聲、卒暴聾者。獨用治諸喘。

吳茱萸　辛溫有小毒、入足太陰、少陰厥陰經、溫中。下氣。除寒濕血痺痞滿痰冷吐瀉利五藏治脚氣衝逆開鬱氣疝氣血痢、並濁陰、不降。厥、氣上逆。咽膈不通、衝、脉、為病。逆、氣裏急。腎氣上嘰。不得喘息。同附子橘皮各一兩、麪糊丸梧子大姜湯下七十丸、此味治氣在血之先。治寒濕在熱之先。腹中癥塊、外治、熨法妙、

食茱萸　主治功同吳萸、力少劣、去暴冷腹痛、食不消、並治冷痢、陰虛及有、熱、無寒、之人。法所咸忌。

胡椒　辛熱、治心腹冷痛、霍乱嘔吐、胃口虛寒、冷氣刺痛、宿食不消、大腸寒滑、下氣快膈、殺一切魚肉鼈蕈毒。腸胃無寒濕者不宜。

畢澄茄（去柄及皮用杵細）辛溫、主治下氣消食、暖腎氣、膀胱冷。治一切冷氣痰癖、暖脾胃。止嘔逆、噦逆。霍乱吐瀉、腹痛。暴嗽、瘦證不能食。諸逆衝上。反胃、吐食。

瓜蒂　苦寒有毒、治水氣身面浮腫、咳逆上氣、濕氣上侵、作偏頭痛、吐風熱、痰涎。暴塞咽膈、風眩頭痛、癆黃疸、急黃、喘息、氣弱者切戒。

甘蔗　甘温、助脾氣、利大腸、止渴並嘔噦、多食、動血、發虛熱。

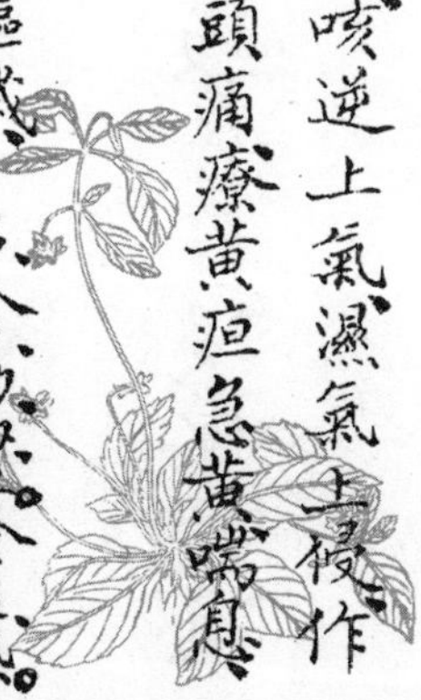

蓮子。甘平濇、補中、養神交心腎。固精氣。止脾泄。久痢。赤白濁、益經脉、血氣。

蓮薏。苦寒、主治清心去熱、血痰作渴、産後作渴、勞心吐血、小便遺精。

蓮須。甘、濇溫、鎮心、固精氣。烏須髮、療滑泄、

藕。甘、平、生食開胸中熱、散留血、止煩渴、蒸食消食、止洩開胃寬中補五臟、實下焦、同蜜食令人腹藏肥、不生諸蟲。

藕節。濇平、消瘀血。解熱毒。止吐衄血、及血淋、下血、血崩、解蟹毒。

荷葉。生發元氣、助脾胃、散瘀血。消水腫。發痘瘡、治吐咯衄

血下血溺血血崩產後惡血損傷敗血　陽水浮腫。乾荷葉燒存性研末米飲服二錢日三服。
荷蒂。苦平。安胎去惡血留好血止血痢。
芡實。甘平濇入足太陰少陰。益精氣強志開胃助氣實腸固精。小便不禁。遺精白濁。帶下濕痺腰膝脊痛。

本草述錄卷四終

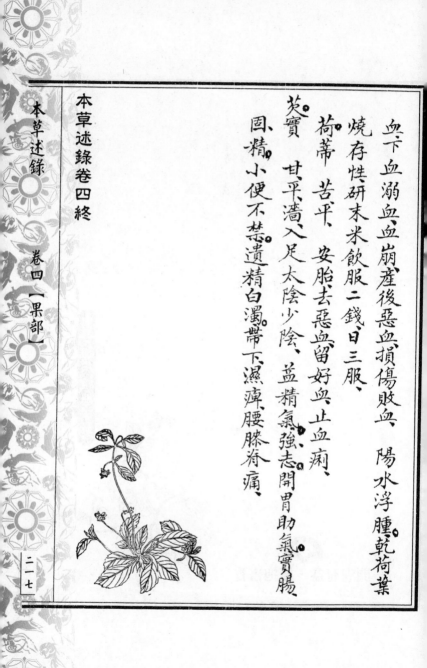

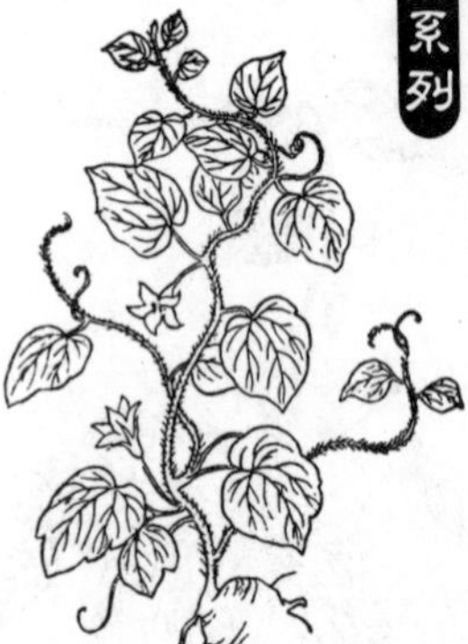

本草述錄卷五

木部

柏子仁　甘平、入足厥陰手足少陰、治驚悸。益血。潤肝。養心氣。益氣、療恍惚虛損、吸吸。治腰腎中冷、潤腎燥、老人虛閉。燒瀝頭髮、治疥癬、

葉　苦溫濇、治吐血便血、女子血崩、補陰、治大風疾、鬚眉脫落、冷風歷節疼痛、側柏葉、乃木之受化、於金者。正以對待、人身、肝氣、不受金化之證。柏有金木相搆之義。經曰、金木者生成之終始也、風升之氣、由地以至天、合于肺以化陽、得化、而陰、乃生。血之化、原乃。裕則、陰升、而陽、亦隨之。燥降之氣。

由天以至地、合于肝以化陰、得化而陽、乃舒。氣之原、乃裕。則陽生而陰亦隨之。至不能相合以化則升降窮、而陰陽分離、為病甚矣、柏之治風治血、皆是陽合陰以化。陰由化而生。非等于苦寒之降折也。葉稟降收之氣、為木化于金、實則稟木之本氣、得于金之用氣、木之體用全、故前人為肝經氣分藥、肝本血藏、氣化則血亦化、故能潤肝、木構于金、則火不僭、肺陰下降入心而生血、故益心血之味無如此者、血益而氣亦益、肺乃得貫心脈而行呼吸、由此合于心之陽以歸命門、為後天血之化原、故能治恍惚虛損吸吸、是其于肝病亦皆從化血、化氣之原。非漫然與血劑概論也、　補陽之虛者。此味為育陰之始。補陰之虛者。此味為化陽之資。　腸滑作瀉者忌之。膈間多痰。及陽道數舉。腎家有熱。暑溼咸忌。

松脂　苦、甘、溫、治癰疽惡瘡、頭瘍白禿、疥瘙風氣、除胃中伏熱、咽乾消渴、除邪下氣、潤心肺、伏汞制砂、　松脂為真陽中之陰、故能療血中之青、或亦為燥非也、與松節同療歷節風、然所主不同、松脂治血中之風。松節治血中之溼。血中之風、陽中之陰不足。血中之溼、陰中之陽不足。

松節　苦溫、治百節久風、風虛、腳痺疼、痛筋骨間病、風蛀牙痛、

松花　甘、溫、潤心肺、　益氣、除風止血、

桂。　甘辛熱、入手足少陰、足厥陰太陰經、　補、命門、不足。沉

寒錮冷、溫脾胃、散經中寒。導陽氣。治一切裡虛陰寒、通血脈。舒筋。利肝氣。除風凝冷痹、奔豚、瘕疝、九種心痛。消瘀血、內托癰疽、引血化汗化膿、通利月閉、胞衣不下、產後惡血沖心、氣悶欲絕、惱怒勞傷。以致蓄血、發寒熱。熱多寒少、不得眠。腹不痛、不渴、大便如常、脈不洪數、不思食、食無味、熱至天明得汗暫止、少頃復熱、小便赤、此其候也、桂心同當歸、牛膝、生地、黃、乳香、沒藥、桃仁、和童便服之、立差、并治跌撲損傷、瘀血滯腹中作痛、陰虛有熱。一切血症無寒者。慎之。

桂枝　調、榮血。和肌、表。除、肢節、痛風。散下焦、蓄血皮膚風濕、奔豚、通手臂肢節、

辛夷花　辛溫、入手太陰足陽明經、兼入足太陽、　治風頭腦痛。面腫、引齒痛、鼻淵。鼻衄、鼻瘡、偏頭痛、　去毛免射人肺、去心、不致人煩、水洗微炒、　氣虛人不宜。

沉香　辛溫、入足三陰、　潤中、養氣、去冷結氣、上熱下寒氣逆、喘急。補命門。　氣虛下陷者忌之。

丁香　辛熱、入手太陰足陽明少陰經、　溫脾胃、虛寒。嘔逆、霍亂。壅脹、消冷勞痃癖、治陰痛腹痛、腎氣奔豚、朝食暮吐、

非屬虛寒者勿用。

檀香　辛溫、入手太陰足少陰陽明經、　散冷氣、引胃氣上升。

治噎膈吐食、止心腹痛、霍亂腎氣痛、消風熱腫毒、　理胸膈

咽嗌間氣、

降香　辛、溫、主治消瘀血、療折傷、金瘡、止血。定痛。消腫生肌。燒之辟天行時氣、宅舍怪異、用最上者、瓷瓦刮下研末、傅金瘡血出不止。神效、

烏藥　辛、溫、入足陽明少陰、除諸冷。疎寒疫腎間冷氣攻衝背膂。胃冷瀉利。消食寬脹、散癥癖刺痛中惡中氣腳氣疝氣、婦人血氣痛。小兒慢驚、

乳香　微溫、入手少陰經、活血舒筋。定痛。療風水毒腫、癰疽諸毒、內消托裏、治女子血氣、並產難、下氣益精、補腰膝、治腎氣心氣疼痛、

沒藥　苦平、入足厥陰經、　治金瘡杖瘡、諸惡瘡、卒下血撲損、瘀血。女子墮胎、及產後惡露、心腹血氣痛。舒筋膜、通血脈。心胆虛肝血不足、

騏驎竭　甘鹹平、治滯血、諸痛。金瘡折傷內傷、血厥。血氣攪刺、補心包肝血不足、

龍腦香　即冰片、苦辛溫上、入耳目巔頂。下入腎、入骨、　通利結氣散熱、治喉痺腫塞。大人小兒風涎閉塞。痔毒生管中、小兒驚熱、痘陷惡証、以猪心血和丸、紫草湯下、　孕婦忌之。

蘆薈　苦寒、入足厥陰經、　治小兒五疳殺、三虫及癲癇驚風、明目鎮心、　凡兒脾胃虛寒作瀉、及不思食者禁用。

安息香　辛、苦、平、治心腹惡氣、鬼疰邪氣、魍魎鬼胎血邪、辟蠱毒、男子遺精、暖腎氣、婦人產後血暈、燒之去鬼來神、治傳尸勞、

蘇合香　甘、溫、辟惡去三蟲瘟疫、蠱毒、癇痓、

胡桐淚　鹹、苦、大寒、治濕熱、齒痛、風蟲牙齒痛。風疳䘌齒。骨槽風勞。瘰癧。咽喉熱痛。軟一切堅。

白膠香（即楓香脂、）　辛、苦、平、治吐衄咯血、活血、生肌、止痛、一切金瘡、癰疽瘡疥、並治中風腰痛、行痺痿厥腳氣、燒過擦牙、永無牙疾、

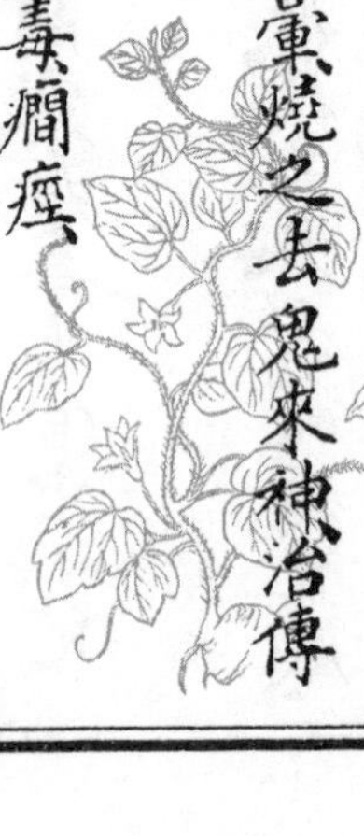

黃柏　苦、寒、入足少陰經、足太陽經、瀉膀胱相火。補腎水不

足。壯腎。堅骨髓。治男子陰痿。及下焦諸痿癱瘓、遺精失血、骨蒸。五臟腸胃結熱、黃疸血痢。治不渴、而小便不利。洗肝明目、及口舌生瘡。　六淫七情傷後天之氣血。累及元陰。水不配火。少火化為壯火。舉三焦之元氣。盡為之病。所謂陰虛則無氣也。黃柏同氣相求、助陰即以伏陽。元氣回而腎陽自壯。骨髓自堅。且陰傷則陽亢。亢陽還以蝕陰。如骨蒸遺精失血皆由此也。　水土合德以立地。胃之三脘根于任脈。腎之陰氣不足。則熱結于胃。而濕土之陰氣無從施化。而還病于濕。此濕熱之義也。黃柏滋腎陰以達于胃。而胃陽得化。于腎脾得以為胃行三陰三陽之氣矣。

元陰氣傷無根虛火為病妄投之反損真元及有寒脾胃薄弱一切證咸忌

厚朴　苦溫入足太陰陽明經　溫中散結氣除脹滿濕滯胃中冷逆嘔吐腹痛洩利寒濕霍亂化水穀　氣血虛弱者勿用

杜仲　辛甘溫入足少陰厥陰經　主腰膝痛補中益精氣堅筋骨強志除陰下濕痒小便餘瀝腎勞腰脊攣腳酸疼不欲踐地潤肝燥補風虛

椿樗　苦微涼濇燥　治赤白濁精滑夢泄濕氣下利女子赤白帶血崩腸風瀉血不止小兒疳蟲得地榆止疳痢滯下積氣未盡

者不可用。

海桐皮　苦溫、主腰腳不遂、血脈頑痺、腿膝疼痛、赤白瀉痢、並去風殺疳蟲、疥癬諸蟲、並手足走注疼痛、行經絡。達血滯。

楝實　酸苦、平、入心及小腸膀胱、　主熱厥心痛。臍上下痛、丈夫疝氣。利小便、遺精溲數、前陰諸疾、　此味本木火之氣、以致于寒水。故能導氣達陽。兼散熱解結、　疝之為病、大都寒鬱乎熱、寒為腎與膀胱之氣、熱則厥陰相火之氣、此味本木火之氣、自應徹肝、　小腸氣、膀胱氣、疝或分為三、或合為一、然離小腸膀胱以治疝非也。厥陰之所以由陰達陽于天。復由陽蟠陰于地。全藉水火之氣化。小腸膀胱心腎之府。寒水之氣鬱。則真陽不舒。而肝欲升之陽亦鬱。即以病同處于下之脾。故寒濕合化。厥陰亦不得達。而病于任脈。故舍小腸膀胱而專責之肝者。非也。至小腸膀胱之自病。或火淫而水虛。或水泛而火虛。是非疝證。不得漫同于治疝之法矣。下之陰虛而陽厥者。用火之主以歸之。如熱厥心痛是也。陽歸于陰。則陰自為陽守。下之陽翳而陽陷者。用火之主以徹之。如積寒錮陽為疝是也。陽徹于陰。則陰自不錮陽。　有酒煮、鹽煮、麪炒、巴豆炒。有生有熟。各審所宜。去核用。

根皮　苦微寒。治遊風熱毒風疹。殺蟲消渴。有蟲用。取白者

槐實　苦酸鹹寒。入手足陽明。兼足厥陰。潤肝燥。疎風導熱。

風眩欲倒，心頭吐涎，如醉，漾漾如船車上者。並治口齒風涼大腸五痔。

槐花 苦平。涼大腸。治腸風瀉血，五痔便血，血痢，並崩中漏下。並治胃脘卒痛，殺腹藏蛔蟲。 涼風兼能疎風。厥陰正劑，而能療腸風痔患者。乙、庚相合也。風升之氣鬱于胃，則歸于大腸。陽明燥金也。風歸腸胃，則益其燥甚，而燥熱合濕，致陰陽之絡傷。以病血溢，茲品由純陰以涼血，則達其陰，而燥平。而陽乃得合陰以為用。 虛寒者勿用。

槐枝 青枝燒瀝塗癬，煅黑揩牙去蟲。 煎湯洗痔，以艾灸七壯，如神。

秦皮 去骨，漬水色碧，書紙略青者真，惡吳萸。 苦微寒。入足厥陰經。 治風寒濕痺。

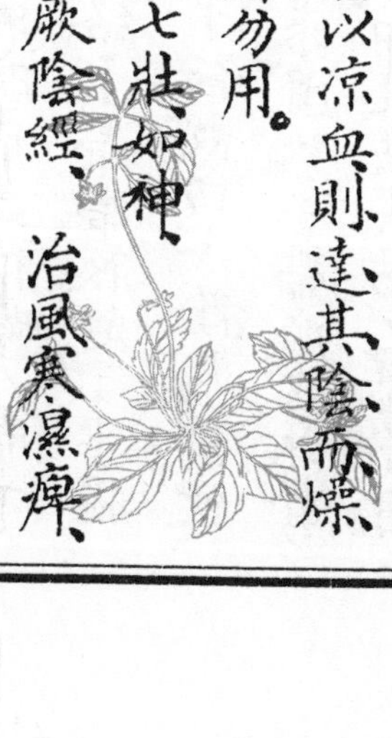

洗洗寒氣、除熱、治目中青翳白膜、洗肝明目、益精、婦人帶下、治熱痢下重、　衝任督皆起于腎、而絡于帶、帶脈起于季脇厥陰之章門穴、厥陰上會于督、下合于任、故曰一陰為獨使、女子帶下男子少精、因諸經上下往來、遺熱于帶脈、客熱鬱抑故也、秦皮能祛、寒水之鬱、以達陽。即能祛其陽之傷陰者。則肝氣達而濕熱除、而衝任督之氣俱行其化、非如他味之苦寒除熱可比、或又謂收濇為補益非。

皂角　辛、鹹、溫、有小毒、入足厥陰經氣分、　搜肝風、瀉肝氣、通關節、開痰涎。治中風口噤、中暑、急喉痺、風喉塞腫痛、風邪癇疾、頭風腦宣、風涎暈眩、痰氣喘咳、胸膈痞塞、痰逆嘔吐、反胃殺蟲、散瘡腫、治風癘、燒煙薰久痢脫肛、　黑龍膏治九種喉痺、重舌、木舌、飛絲入口、用大皂莢四十挺、切、水三斗浸一夜、煎至一斗半、入人參末半兩、甘草末一兩、煎至五升、去渣、入無灰酒一升、釜煤二七、煎如餳、入瓶封埋地中一夜、每溫酒化下一匙、或掃入喉內、取惡盡為度、後含甘草片、

稀涎散、大皂莢四挺、去黑皮、白礬一兩、為末、溫水調灌五分、

風木變眚、皆由不得化氣、陽極于上、不得陰以化。如中風口噤、急喉痺塞之證。痰涎隨風而上湧、如癲癇證、肝風合于心火、亦痰涎壅伏于包絡、又陽實而陰不化。如風濕胸腹腫滿、如二便關格、凡此、皆風木之化窮也。皂實得金之化氣以趨水、

而木之生氣、乃孕育以無窮、以對待風木之不得金化、如陽盛而陰上從、及陽實而陰不化之證、可以轉其化氣、裕其生氣、非若他劑之以祛散為功也、風升之氣、與元氣無二、惟風之淫者、陽、實而陰虛。氣、病、而液、亦病。肝胆同為津液府者病、並後天水穀所化之液、皆、乏、真氣。以化、營衛。止聚、而為痰、涎耳。痰涎之聚轉、病、乎氣、而升降、之化、欲阻。于是有肺氣壅滯、咳嗽上氣者、有肺胃俱傷、氣奔于上、嗽喘煩悸、涕唾稠粘者、有咳喘悶痞者、有胸腹結為癥癖、支滿胸膈、旁及兩脇、搶心痛者、有痰逆嘔吐反胃、飲食不下者、有痰厥頭痛、風涎眩暈者、有風癇驚搐、吐沫不醒者、以上所患、由于氣病以病液、還因液病以病氣始于肝歸于肺胃。能就風化以轉氣化之用。不徒謂其靜風。故風涎上湧者能降之久痢脫肛者又能升之氣化行而血化亦宣。故又主大腸風秘等證及瘡毒腫痛之治

子 辛溫 和血潤腸導五臟風熱壅大腸虛秘去黃心黃能消腎氣

刺 辛溫 治癰腫妬乳風癘惡瘡胎衣不下殺蟲 能直達病所。又能出風毒于血中。 大黃濃湯調灰一匕服治癘風便出黑蟲為驗。新蟲嘴赤老蟲嘴黑 孕婦忌服。凡類中風陰虛火炎者不可過用。稀涎散頻吐恐傷津液。

沒石子 一名無食子 苦溫 治腸虛冷痢溫中益血和氣生精烏鬚

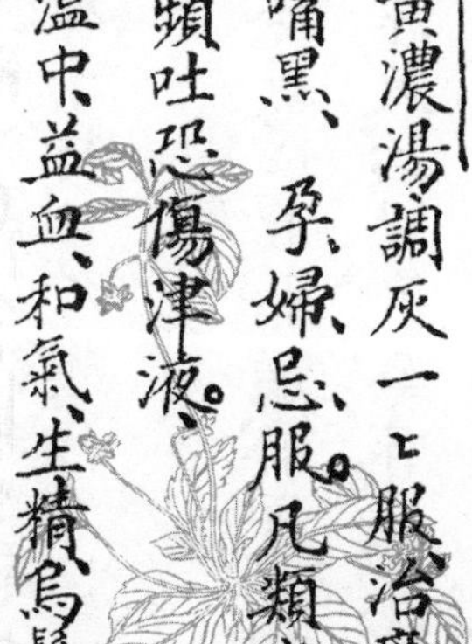

治陰毒、痿陰瘡、陰汗、小兒疳䘌、益陰中之氣、為精血之原、大有裨于衝任之脈、

勿犯銅器鐵物及火、

訶黎勒　苦、酸濇溫、入肺大腸、治冷氣心腹脹滿、消痰下氣、破胸膈結氣、上氣喘急、利咽喉、通津液、治賁氣奔豚、及大便不通、斂肺止久咳、止腸辟久瀉、實大腸、並下痢肛門急痛、產婦陰痛、和蠟燒煙薰之、及煎湯薰洗、火嗽、及濕熱痢慎用。

檉柳　甘、鹹溫、　治痧疹毒。解酒毒。利小便。　痧疹熱毒、不能出、用為發散神劑、入肺胃心、解毒退熱、並治一切諸風、不問遠近、及腹中痞、

蕪荑　大者氣羶者良、　辛、苦溫、入足厥陰、　治皮膚股節中風毒、淫淫

如蟲行、殺蟲止痛、主積冷心腹癥痛、婦人子宮風虛、小兒疳瀉痢冷、得訶子豆蔻良、治腹中鼈瘕、一味炒煎服之、此味入肝、以宣肝之用、故氣之凝者能散、血之結者亦宣、去風殺蟲者、肝、與脾之交、相、為、用、也。子宮風虛者、胞為腎行其化、亦本于風木之化、氣血虛、胞宮無所藏、風木亦無所養以行其化、故曰風虛、

蘇木　甘鹹平、入心肝脾血分、　治產後敗血脹悶、或血暈口噤、由于惡露不下、及血氣心腹攪痛、月候不調、治虛勞血癖、氣壅滯、男女中風口噤不語、胃上有瘀血常常嘔吐、破瘍瘡死血、消癰腫撲損瘀血、　產後氣喘、面黑、欲死、乃血入肺也、蘇木二兩、水二碗、煮一碗、入人參末五錢、服、隨時加減其效

如神、和血則少用。破血則多用。血虛者忌之。產後去血多者忌。

椶櫚皮　苦濇平、止鼻衄、吐血、破癥、治腸風赤白痢、崩中帶下、俱燒灰存性用。此味合于人身血分之生化、能使不歸經絡之血胥得就理。故上下之血咸治、非以苦濇為功。

巴豆　辛、熱有毒、生猛。熟緩。不去膜傷胃。不去心作嘔。沉香水浸、能升能降。畏大黃。同用瀉人反緩。入手足陽明經。導氣消積、去臟府停寒、心腹冷痛、氣血凝、癥瘕結聚堅積、留飲痰癖、驚癇、大腹水腫、生冷硬物所傷、及一切泄壅滯、練臟府、開通閉塞、利水穀道、利關竅、喉閉、去惡肉。女子月閉可以通、腸可以止瀉、壓油作紙撚、燒薰鼻中、急救中風、痰厥。中惡。喉痺一切急痛、咽喉、不通。牙關緊閉、即時出痰或惡血即甦、舌上無故出血。薰舌之上下即止。

乾漆 辛溫有毒、治絕傷、續筋骨、填腦髓、治風寒濕痺、消瘀血痞結、腰痛、女子瘕疝、殺三蟲、削年深堅積、凡經閉由血虛、非有瘀血結塊阻塞者。切忌。

桑。根白皮 土下者佳、上土者有毒、 甘、辛、寒、入手太陰經、 治傷中、五勞、六極、羸瘦、崩中絕脈、補虛益氣、治肺氣喘滿、虛勞客熱、唾血熱渴、水腫腹脹、調中下氣、消痰開胃、治嗽喘、大便不通。黃疸泄瀉利一切風氣水氣、泄肺熱。 桑皮甘寒而辛、合于肺腎至肺之義、能使陽暢而陰降、陽中之陰傷。如唾血、熱渴、虛勞客熱肺氣喘滿此、地氣、不升。腎陰、不至于肺、也。陰中之陽傷、如肺中水氣水腫、腹脹、此天氣不降。肺、陽、不歸于腎也。此味自腎而合于中土以上至肺。使陰得暢于陽。即由肺復合中土以下歸腎。使陽更育于陰。陰、根于陽而、血生。陽、宅于陰、而氣益。以為瀉肺者非也。

葉　苦甘寒、除寒熱、止汗和氣暢血祛風明目、

椹　甘寒、養陰生津利五臟關節、通血氣、釀酒利水氣消腫、

枝　苦平、祛風、養筋。

楮實　甘寒、入足厥陰、治陰痿水腫、助陽氣明目、壯筋骨、補

虛勞健腰膝、瀉濕熱、 稟木火之氣而歸于金、能導陽于陰中、陰起而陽益暢、故尤宜于老人、

葉 甘涼、治風血腫脹、鼻衄白濁疝氣癬瘡、通身水腫、楮枝葉煎如餳、空腹服一匕、日三服、一切眼瞖三月收穀木軟葉晒乾為末、入麝香少許、以黍米大注眥內、其瞖自落、

白皮 甘平、治水腫入腹、短氣咳嗽、下血血崩、 水腫一身盡浮、楮白皮猪苓木通各二錢、桑白皮三錢、陳橘皮一錢、薑三片、水二鍾煎服、日一劑、 血痢血崩、同荆芥為末、醋調服一錢、 調血要劑、

枳殼 苦辛微酸寒、入肺胃大腸肝、 瀉肺藏寬大腸、胸腹結

氣兩脇虛脹、關膈壅塞、下氣、消痰滯。寬胸痞、及肺氣水腫、大腸風痔、泄痢、裏急後重、氣虛者、切忌。

枳實　苦辛微酸寒、入脾腎、消實痞。破堅積。除胸脇痰癖。逐停水。消脹滿。心下急痞痛。散導氣脇風痛、消宿食敗血。去胃中濕熱、除寒熱結。　本苦寒下行之性、稟降令乘旺之氣、邪結于濕土之分、非此不能決泄之、所治皆就陰結以為消泄也、陰結陽而陽受病。則用白朮以建陽。陽結陰而陰受病。則用黃連以清陰。　中、氣虛、痞、當補者。傷食、因脾虛者。切勿輕用。

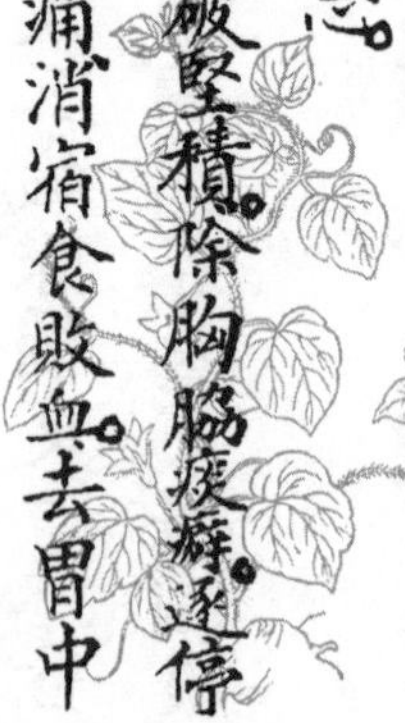

巵子　苦寒、入手太陰肺經血分、亦入手少陰經、　瀉三焦火、除五內邪氣、胃中熱氣、心中客熱。心煩、懊憹。治熱厥心痛頭

痛解熱鬱。散結氣。散熱毒風清胃脘血治吐衄下血尿血散肝熱血鬱。並臍下血滯而小便不利利五淋　就陽中之陰以除熱。使陽從陰和。氣清血亦清。更因血和而宣其氣化。陰降陽隨。自心肺以及胃肝胥此義也　氣虛者忌。

酸。棗仁　己惡防　甘酸平入肝胆二經　治心腹寒熱邪氣結聚陰四肢酸痛濕痺煩心不得眠。補中益肝。甯心志斂虛汗。療筋骨風助陰氣　多眠不眠者分于陰陽之偏多眠陰勝于陽。生用此味導陰而使其化。不眠陽勝于陰。熟用此味滋陰而俾其生。補血之功無如此者。　肝胆脾有實邪熱者勿用。

研細末冲服

勿入湯煎

山茱萸　酸溫入足厥陰少陰經　溫肝藏助水藏强陰益精補腎氣興陽道煖腰膝通九竅安五藏止小便利久服明目治腎虛耳鳴耳閉　氣溫者出地陰中之陽肝之用也味酸者腎陰得風升之氣以生化而不泄其真氣所以能强陰益精煖水藏固精氣也肝腎之氣俱得溫補以固蟄之陰達必宣之陽所以祕精與逐寒濕痺通九竅逐一切風氣若相戾而其義一也　陰耗者投此使陰有所育陽虛者投此使陽有所守濇陰乃裕陽之本固陽又化陰之元交相益者也治心血虛致虛火外淫汗出不止以此為君蓋真陰之氣不泄而真陽乃固陰為陽守之義也若用黃芪固表何能斂耗

散之真陰，以靜虛火乎，故陰虛者極當用之。

草還丹　益元陽，補元氣，固元精，壯元神。山萸肉一斤，酒浸，破故紙酒浸焙半斤，歸身四兩，射香一錢，為末，煉蜜丸梧子大，每服八十一丸，臨臥鹽湯下。

郁李仁　辛苦平，入足太陰手陽明經。化血潤燥，瀉結氣，大腸氣結，燥滯不通，利水，益大腹水腫，四肢面目浮腫。錢乙治一婦因悸而病，目張不得瞑，煮郁李酒飲之，醉而愈。利水本于散結。氣之所以結，陰傷陽也。散其結而陽斯化，陽化而水行矣。化血潤燥，亦此義，血結而氣燥，血化而營衛和，燥者潤矣。津液不足者慎之。去皮尖，蜜浸研如膏。

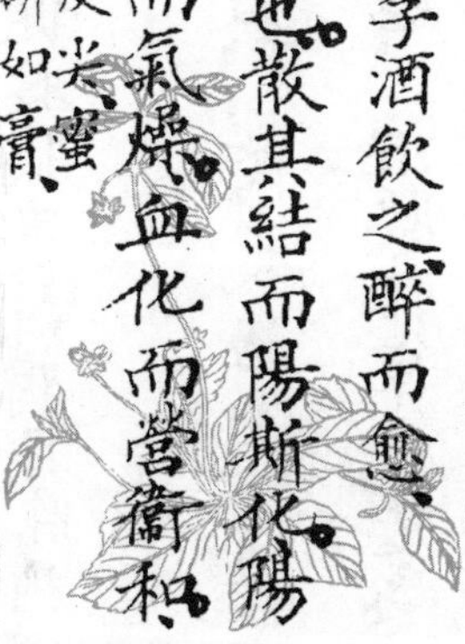

女貞子

苦寒、入足少陰腎、　強陰健腰膝黑鬚髮明目除熱、補精、薑汁或椒末製用、

葉苦平治口舌瘡痛舌腫、搗汁含吐涎效、而和氣以上榮、女貞入血海、益血

五加皮惡元參、辛、苦溫、入足少陰、足厥陰經、　治腰膝痺痛躄痿。五緩虛羸。破逐惡風血、多年瘀血在皮肌、治痺溫內不足、補中益氣、堅筋骨、強志意、並男子陰痿囊下濕、小便餘瀝、又主疽瘡陰蝕、風痺四肢攣急、　專功風濕、濕者陰之淫氣也、陰濕則陽不化而為風、陽淫則陰愈不化、陰錮陽、陽蝕陰、所列諸証、不外此義、此味是治濕之化風、非專以祛風者、　遠志為之使、　下部無風寒濕邪有火者、不宜。

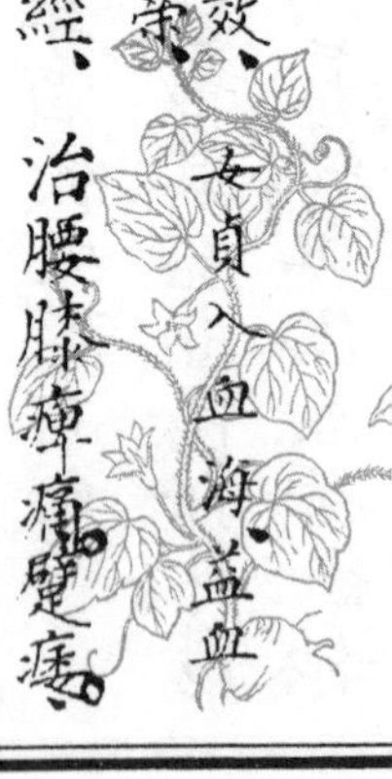

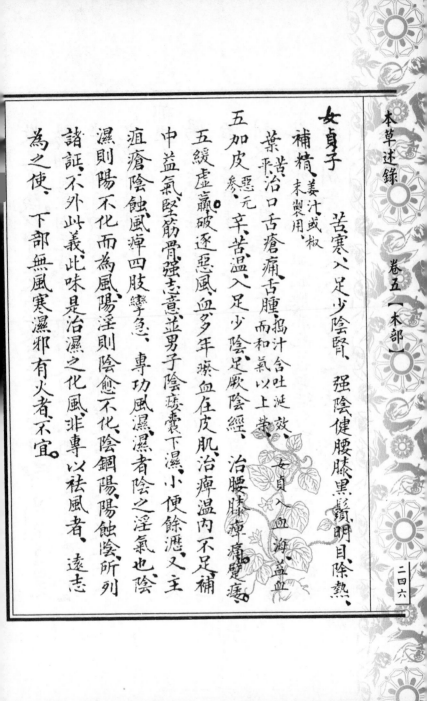

枸杞子　甘平、入肝胃二經、去虛勞。補精氣。主心痛嗌乾心痛渴而引飲、腎藏消渴、滋腎潤肺。療肝風血虛。眼赤痛癢昏翳、並遺精赤白濁、　金中有火。陰中含陽。上潤心燥。離中有坎而血生。下生腎精。坎中有離而氣化。故益陰而又能化陽。

河西產者良、土產者但能利大小腸、清心除熱而已、

葉苗　苦寒、去上焦心肺客熱、去皮膚骨節風、消熱毒、散瘡腫、

根即地骨皮　甘、苦、寒、入足少陰手少陽經、　去下焦肝腎虛熱、益精氣、涼血。堅筋骨、解有汗骨蒸肌熱、治消渴、瀉肺中火、肺中伏火、去腎風及骨槽風、主虛勞發熱、往來寒熱、諸見

血證、退三焦氣分之火、河西産者、能益陰氣以退三焦之虛陽、不以瀉熱為用、土産者惟瀉熱而已、腸滑者禁、枸杞子。中寒者禁地骨皮。

木芙蓉花葉　辛、平、清肺涼血散熱解毒、治一切大小癰疽腫毒惡瘡、消腫排膿止痛、不拘已成未成、並用花葉或用根皮、搗敷、或乾者研末蜜塗四圍、中間留頭、加生赤小豆尤妙、瘍瘡第一品、

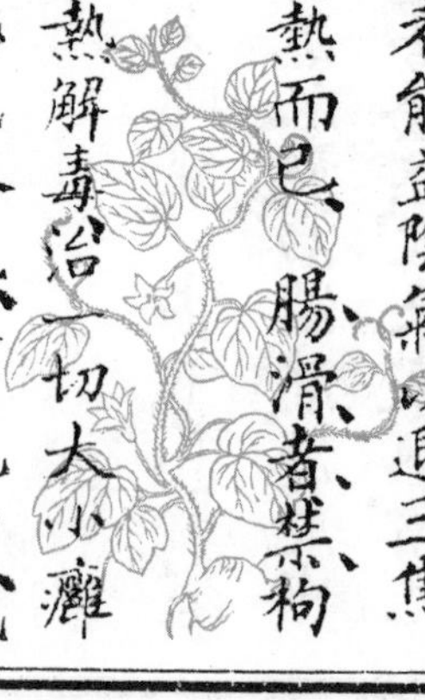

蔓荊子　辛溫、微寒、入手足太陽經、涼諸經血、益氣、利關節九竅、治筋骨寒熱、濕痺拘攣、搜肝風、治太陽頭痛、目睛內痛、目淚出、稟陽氣以生、兼得金化以成、本溫生之氣以歸涼

降、有陰降陽隨之義、用者類以為風劑、非也、

金櫻子　酸濇平、治脾泄下痢小便利、濇精氣、

南天燭　苦平、濇微酸、止瀉除睡、強筋益氣力、久服輕身、長年不饑、變白卻老、心脾腎三經之藥、取莖葉擣汁、米浸九浸九蒸九曝、名青精飯、可適遠、日進一合不飢、子、功效尤勝、

紫荊　苦平、入手足厥陰血分、破宿血、下五淋、通小腸、解毒消腫、治喉痺、婦人血氣疼痛、經水凝澁、下蛇虺蟲蠱、狂犬咬毒、煮濃汁服、

柞木　苦平、治黃疸、利濕熱、治鼠瘻、難產催生、利竅、性善

下達、

鬼箭羽　苦寒、治女子崩中下血、腹滿汗出、殺鬼毒蠱疰、治中惡腹痛產後血緩腹痛、婦人血氣大效、

茯苓　甘淡平、白補赤瀉入手太陰足太陽足太陰手少陰經、和中益氣除濕、理脾生津導痰潤肺止渴、利竅安心神秘精、導肺氣入心生血、有從陽吸陰、由陰歸陽之妙、故能升清而降濁、非以淡滲為功、

皮　治水腫膚脹、利水道開腠理、

茯神　補心氣治風眩心虛、開心益智、止驚悸、須佐遠志

神木　一名黃松節、治偏風口面喎斜、毒風筋攣心神驚掣、虛而健

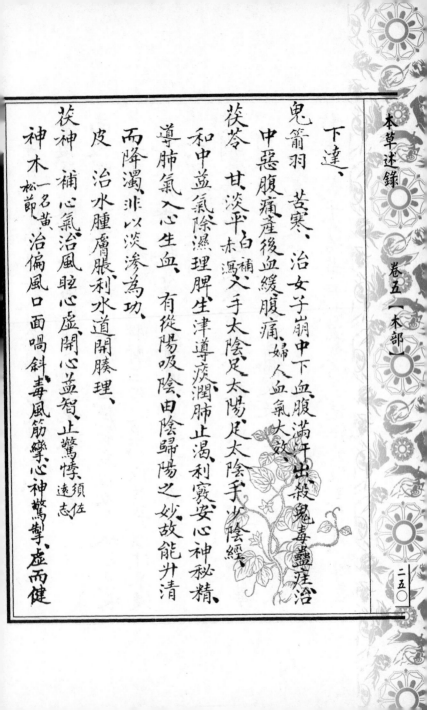

忘、腳氣痺痛、（茯苓補心血　茯神補心氣、）

琥珀（血珀最良）、甘平。安五臟、定魂魄、化瘀血、療心痛、癲邪、清肺利小腸、明目磨翳、止血生肌、合金瘡。陽虛不能化血者、為中的之劑。若陰虛血不生、以致不化者、不宜、反損其陰。

豬苓　甘平、入足太陽、少陰經、開腠理、利水道、治渴除濕、通淋消腫、并腳氣作腫、解傷寒溫疫大熱、發汗去心中懊憹、利水諸劑莫疾於此、娠婦腳腫、至腹小便不利、微渴、一味為末服、水液為元氣所化、元氣為真水所生、病於氣則不能化水而滯于水、更有以病氣、故有補氣以化水者、治其本也、有行水以起氣者、治其標也、要當分緩急以治之、然又有分陰陽以為治者、氣病于水。陽畜于陰中也。豬苓能升陽出于陰中。使陽不為陰所囿、而陰降于下、蓋能隔陰陽使陽離于陰、此其行濕處、即大燥津液處、故曰無濕者勿服。王守泰、治瘧每用此以分隔陰陽。使陽不下陷于陰。則豬苓之利水與他滲利者、微不同也、水之泛于經絡者、能轉氣化之權衡、使歛歸故道、蓋有理陰陽而為水氣之主者、故昔人謂木鬱奪金鬱泄。不獨水鬱折也。水鬱而氣不能化津液故渴。

有濕而腎虛者亦忌。

桑寄生　苦平、益血脈、助筋骨腰痛、小兒背強、女子崩漏、徧身骨節疼痛、袪風痺積痲、主妊娠漏血不止、令胎牢固、毒

痢膿血、洩血（川續斷可代）

雷丸　苦、寒、（白者良、赤者殺人、竹之餘氣所結、一名竹苓、）治胃熱、除皮中熱結、逐風、主癲癇狂走、逐毒氣、解蠱毒、殺三蟲、下寸白蟲、能治應聲蟲、久服陰痿。（作膏療小兒百病、）

淡竹葉　辛、平、寒、涼心肺、治熱狂煩悶、壯熱頭痛、頭風、并胸中痰熱、咳逆上氣、除虛煩、散吐血、熱毒風、治消渴、利小水、所治皆陽中無陰、陽僭之證。

竹茹　甘、微寒、入足陽明經、止胃熱嘔吐、呃逆、涌胃熱、噎隔、除胃煩、不得眠、吐血崩中、清陽氣、傷寒女勞復、解虛熱、療妊娠煩燥。小兒熱癇、竹為陽中之陰、故葉清心肺之陽、竹

茹近裡故清胃

竹瀝　甘寒　薑汁為之使　治陰虛生熱熱化風治胸膈痰熱止煩悶消渴小兒天弔驚癇婦人胎產悶暈治類中風氣血虛養陰滑痰滲經絡之壅潤急燥之火　佐薑汁行經絡痰并除皮裹膜外之痰

天竹黃　甘寒　治中風痰壅失音不語小兒驚風天弔客忤癇痰去諸風熱去風明目療金瘡涼心清熱豁痰利竅　痰生于脾此味入脾豁痰與竹瀝之走經絡者不同

本草述錄卷五終

本草述錄卷六

蟲部

蜂蜜 甘、平。 主養脾補中、和營衛、潤臟府、通三焦、除心煩虛熱、通大便秘、止痛、解毒、益血脈。生者性寒滑作泄、熟者多食生蟲、小兒尤戒。

蜜蠟 蜜脾底也、與蟲造白蠟不同。 甘、淡、微溫。 治下痢膿血、補中、續絕傷金瘡、益氣、孕婦胎動下血不止欲死、以白蠟如雞子大、煎三五沸、投酒半升、服立瘥。 臘礬二味、治腫毒。

露蜂房 一名紫金沙。 甘、平、有毒。 治驚癇瘛瘲、寒熱邪氣、癲疾、鬼精蠱毒、腸痔、治惡疽附骨癰、邪在臟府、歷節腫出、疔腫惡脈諸毒、療上氣及遺尿不禁、主陰痿、風牙腫痛、燒酒浸漱、積冷久嗽、

癎病因元氣虛弱、外感內傷之邪、由經脉引入兩腎動氣中、致陰陽分離、脉道不通、以為厥逆、經所謂精氣并居、發為癲疾也。蓋陰中陽虛者、多原于陰虛、故感于邪、則陽離陰之位以上逆、陰氣因為陽所并以隨之、而上逆矣、此味能奪其精氣之并而合其陰陽之離、如女子崩漏、陰離于陽也。男子陰痿、陽并于陰也。喉痺腫痛、牙風痛、陽離于陰、舌上出血、竅如針孔、陰并于陽也、此味能歸陽于陰。豈以毒攻毒之說哉、

牙風腫痛、草蜂房一枚、鹽實孔內燒過、研末擦之、鹽湯漱去、

舌上出血、竅如針孔、用紫金沙、即露蜂房頂上實處一兩、貝母四錢、盧薈三錢、為末、蜜丸雷丸大、每一丸水一小盞煎

五分、溫服、　喉痺腫痛燒灰同白殭蚕等分末、乳香湯服五分、崩漏五色使人無子、蜂房末三指撮、溫酒服之、神效、陰痿不興、蜂窠燒研、新汲井水服二錢、可御十女、氣虛血虛者不宜服。

蟲白蠟　甘溫、生肌、止血、定痛、補虛、續筋接骨、

五倍子　去蟲、　苦酸平、入手太陰足少陰經、　斂肺降火化痰止嗽、消渴盜汗、久痢虛勞、遺漏、風眼赤爛、牙齦疳臭、咽中懸癰、收脫肛、子腸墜下、　五倍子、得金水之合、金得水以致其用。水得金以宅其元。陰精奉之而上、收氣肅之而下、故陰氣虛而陽僭于上、則風淫。本水氣以收之、陰氣虛而陽散于

下則氣脫。借金氣以收之。故上下無不宜、

百藥煎　酸鹹微甘、　清肺化痰定嗽解熱生津止渴收濕、消酒烏須髮治牙齒宣䘌而鼻疳蝕、口舌生瘡風濕諸瘡、與五倍子功同、但體輕虛宜于上焦、　風寒嗽火實嗽瀉痢初起忌用。

桑螵蛸　鹹甘平、入肺腎、　治傷中疝瘕通五淋利小便遺精漏精自出遺溺陰痿益精生子女子血閉腰痛益氣養神、能行能固如無桑上者桑白皮佐之、遺精便數之要品。每合龍骨為用、

白殭蠶　中溫死者不可用　鹹辛微溫、　治急風喉痺小兒驚癇夜啼并

中風失音、散頭風痛、風痰風蟲齒痛、急喉風閉關散同白礬半生半燒為末、每以一錢同竹瀝姜汁調灌吐頑痰立效、小兒加薄荷一方用白梅肉綿裹含之、　崩中下血不止同衣中白魚等分、井華水服日二、　指甲薄弱燒烟薰之立厚、散結行經為長、不治風而風自靜、

原蚕蛾取雄者鹹溫炒去翅足益精氣強陰道、止泄精尿血、暖水臟遺精、赤白濁、止血生肌、　陰痿未連蚕蛾二升、去頭翅足、為末、蜜丸梧子大、每夜服一丸、可御十女、以菖蒲酒止之、　遺精白濁、晚蚕焙乾去翅足、飯丸綠豆大、每服四十丸、淡鹽湯下、常以火烘、否則易壞、歷濕血淋疼痛、一味為末、熱酒服服二錢、刀刃傷血出如箭、一味為末、傅效、

蚕沙　甘、辛、温、治腸鳴熱中消渴去風緩諸節不遂皮膚頑痺、炒黄、袋盛酒浸熨之、腹内宿冷、冷血瘀血、腰脚冷痛、去風勝濕、女子血崩血閉、　酒拌蒸熨風、陽欲趨陰、陰能化陽、蚕之為用也、沙更得其轉化之氣、故陽之不得趨陰、陰之不能化陽者、胥治之、非第屬火性燥、便足以去風勝濕也、血虛不能榮養筋絡者、不宜用。

繭　甘、温、出癰腫頭、並治血淋血崩、消渴、燒灰酒服能瀉膀胱相火、引清氣上朝于口、故止渴、

蚕蜕　甘、平、治血病、婦人血風目中翳障及疳瘡

蚕連　治腸風瀉血崩帶、小便淋閉、牙宣牙癰、牙疳喉痺、

崩中不止、蚕故紙一張、剪碎炒焦、槐子炒黃等分為末、酒服
立愈、熱淋如血、蚕種燒灰、入射香少許、水服二錢、極效、
走馬牙疳、燒灰入射香少許、貼之、

綿 新者燒灰、主吐血、衄血、下血、崩帶、疳瘡、臍瘡、聤耳、

黃絲絹 煮汁止消渴、產婦乳損、洗痘瘡潰爛、燒灰、止血痢、
下血、吐血、血崩、

繰絲湯 治消渴、

蠍

甘、辛、溫、有毒、治中風半身不遂、口眼喎斜、語濇、手足抽
掣、小兒驚癇風搐、男子疝氣、女子帶下、却風涎、解風毒、癮疹、
治風要藥、 肝實者忌用。

斑蝥　辛寒有毒、治瘰癧破石癃並血疝便毒、拔疔毒、療猘犬傷、　能至精溺之處蝕下毒物、但痛不可當、以木通滑石燈心輩兼用之、　入糯米中炒、米黃為度、

水蛭俗名馬蝗、鹹苦平、有毒、　逐惡血瘀血、破血癥積聚、利水治女子月閉、欲成血勞、治折傷墜跌、　此物難死、慎用、蜜炙用、

蝱蟲　苦微寒有毒、　主治同水蛭、兼治喉痺結塞、　同丹皮等分、治撲損瘀血、久在骨節中者、酒服、若新傷者、蝱蟲二十枚、丹皮一兩為末、並酒服方寸匕、血化為水、

䗪蟲一名鹹蟲、地鱉、鹹寒有毒、　治心腹寒熱洗洗、血積癥瘕、女子月閉、折傷瘀血、治重舌木舌口瘡、以刀斷之、中有白汁、湊接即連、復能行、故為折傷奇效、

蠐螬即地蚕、鹹、微溫、　治惡血瘀、破折血在脇下堅滿痛、虛勞乾血、血結筋攣、血瘀作痺、女子月閉、目中淫膚、青白翳膜、取汁點喉閉、即開、　本于陰氣展轉相化、故能鮮血分之結滯、不可以破決例視、

蚱蟬　鹹、甘、寒、　治小兒驚癇夜啼、去壯熱、癲病、寒熱、驚悸、主難產、下胞衣、

蟬蛻　治頭風眩暈、目痛目赤、腫脹浮花、內外障翳、小兒噤風、瘡疹出不快、痘瘡作癢、難產、能清風之化原、體陰用陽、

蜣螂畏羊肉石羔、鹹、寒、有毒、　治小兒驚癇疳積、腹脹寒熱、大人膈氣吐食、大小便閉、下痢赤白、噤口、及一切疔腫、　腹下肉稍

白者爲心、貼疔腫如神、　土褁燒食、治小兒積滯、不損胃、

螻蛄 俗名土狗、即打火虫、　鹹寒、有毒、　治水腫頭面腫、利大小便、通石淋胞衣不下　治水甚效、但性急虛人戒之。　有由陰達陽之妙、故治水腫、

蜈蚣　辛溫、有毒、　治癘風破傷風、小兒驚搐、療心腹寒熱積聚、脹滿癥瘕、去惡血、墮胎、散蠱毒、制蛇毒、尸疰惡氣、殺三蟲、療癇妄、　火金相合、以截風能化陽之淫、陽化陰亦化、

白頸蚯蚓 畏葱、鹽、　鹹寒、　治傷寒伏熱、狂謬陽毒、結胸溫病、大熱狂言、天行諸熱、小兒熱病、並腎藏風注、及腳風、並小便不通、塗丹毒卵腫、傅對口毒瘡、行濕通經絡祛風、　脾胃弱者忌。

鼃即水雞、甘、寒、去勞劣、鮮熱毒、利水消腫、調疳瘦、補虛損、尤宜產婦搗汁、治蝦蟇瘟 毒痢噤口、水蛙一个、并腸肚搗碎、瓦烘熱、入射香五分作餅貼臍上、氣通即能愈 補陽中之陰、令陰得暢于陽中、

蟾蜍 辛、涼、微毒 治小兒勞瘦疳疾、殺疳蟲、燒灰、敷一切有蟲惡瘡、破癥結、消發背腫毒、行濕、治陰蝕疽癘惡瘡附骨、善益脾陰、療虛中之熱、為治疳善品、蚵蟆丸、治無辜疳證、面黃壯熱不食、舌下有蟲、或腦後有核、軟而不痛、中有粉蟲隨氣流散、侵蝕藏府、便滑膿血、日漸黃瘦、頭大髮竪、手足細軟、變生天釣、猢猻鵝口、木舌懸癰、重腦口噤、臍風撮口、重舌魚

背龜胸各腫敗證、急用此丸、多有生者取大蟾蜍一枚、夏月溝渠中腹大不跳不鳴、身多癩癗者、取糞蛆一杓、置桶中以尿浸之、桶上要乾、不令蟲走、却將蟾蜍撲死、投蛆中、食一晝夜、以布袋盛浸急水中一宿、取出瓦焙為末、入麝香一字、粳米飯丸、麻子大、每服二十丸、米飲下、 發背腫毒未成者、用活蟾一個、繫放瘡上、半日即昏憒、放置水中、再易一個如前、候其蟾如舊、則毒散矣、極效、

蟾酥 甘辛、溫、有毒、 治疔腫一切瘡毒、為拔疔散毒之神藥、不宜多用、內服尤慎、

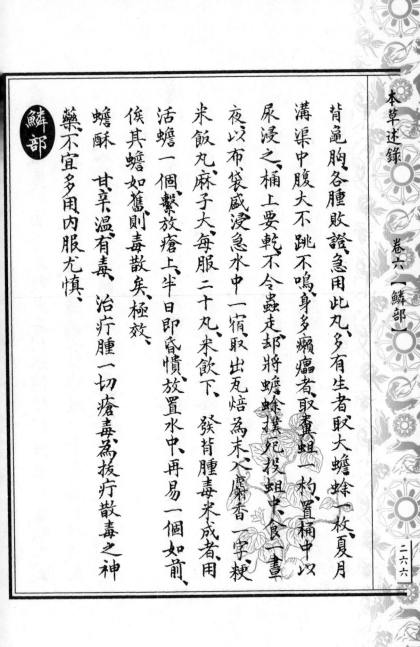

龍骨　甘平、入足少陰厥陰經、安魂魄。固脫氣。治夜卧自驚汗出、止虛汗、縮小便、治洩精久瀉、休息痢、收濕、止鼻衄吹鼻中、二便下血、崩帶、鎮驚、

齒　涼、濇、安魂魄、療驚癇、諸痙、龍陽物而原本於陰、故以水為用、骨得先天真一之氣、取治陰陽乖離之疾、如驚悸狂癇、譫妄、自汗盜汗、陰不能守其陽也。久泄淋、便數、齒鼻衄、溺血、赤白濁、崩帶、脫肛、陽不能固其陰也。粗工以濇可固脫盡之、不察甚矣、　白地錦紋舐之着舌者佳、水飛曬乾用黑豆拌蒸用、同遠志等分蜜丸、暖精益陽、

穿山甲即鯪鯉　鹹微寒、入厥陰陽明經、治五邪驚啼悲傷、燒灰酒服

方寸匕。小兒驚邪、婦人鬼魅悲泣、除瘀癥寒熱風痺強直、通經脉、下乳汁、發痘瘡、消癰腫殺虫、通竅、能竄經絡達病所、行瘀血、驚始于心、神受之、即病于肺、而善悲、傷先天元陽、陽傷則魂消、魂消則神亂、而眼見虛形、或自悲自哭、其傷先天元陰者、亦無故欲哭、此物金互木交、有木從乎金之義、血之所不至者、氣能帥血以至之、氣之所能至、而血即隨氣以至、以後天氣血還其先天陰陽、故驚邪悲傷能療、而閉塞能瀉、滲漏能補也、人身金從乎木則病、木從乎金則治、而生化轉神、豈可以通利行散盡其用哉、拌製引導宜活變、痘瘡元氣不足、不能起發者、不可用。

蛤蚧　鹹平、有小毒、入手大陰足少陰經、其毒在眼、去眼用并去肉毛、治久嗽肺勞、傳尸肺痿咯血、止咳、定喘逆上氣、通月經、下石淋止渴、神凝則氣聚、氣足則精完、故不可與他味之補肺氣益精血者並、於肺痿有殊功、餘皆氣聚精完之所及耳、有尾者其力乃全、含少許、急奔百步未喘者真、

蘄蛇即白花蛇、甘鹹溫、有毒、得酒良、　治中風濕痺、筋脈拘急、口面喎斜、半身不遂、骨節疼痛、脚弱不能久立、大風癘癬、瘰癧漏疾、透骨搜風、截驚定搐、治外中之風、不治內風、　濕病似中風、當瀉濕毒、不可作風治出汗、又有濕痺病風者、血痺即病于風、或先因風鬱以病氣、遂致血痺而患濕痺、故此味所治皆風之浸淫于血、以為患者、

烏蛇　甘、平、小毒、　治諸風頑痺不仁、熱毒、風皮肌生癩、眉鬚脫落、

蛇退　甘、平、有毒、　治喉風、退目翳、消木舌、諸䘌惡瘡、似痢、白疣風、小兒驚風、婦人難產、小兒驚痫不由客忤、由于肝心虛者不效、

蚺蛇胆　甘、苦、寒、有小毒、　治心腹䘌痛、下部䘌瘡、明目去翳、目腫痛、止血利、蟲蠱下血、小兒五疳、護心止痛、　諸蛇類稟風火、此獨稟巳土、而胆為風木、正藉土為用、少許著水中、四旋行走速者真、遲者、豬胆虎胆也、

鯉魚　甘、平、　煮食治水腫脚滿、利小便、　赤鯉一斤以上者、破開不見水及鹽、以生礬五錢研末入腹內、火紙包、外以黃

土泥包放灶內煨熟，去紙泥，送粥食，一日用盡、

胆　苦寒、治目熱赤痛，赤絲亂脉，并內外障、

腦　治耳聾、

魚鮓　鹽平、治聤耳有蟲，膿血日夜不止、用魚鮓三斤、鯉魚腦一枚、鯉魚腸一具，洗切，烏麻子一升，炒，同搗入器中、微火炙暖，布裹貼耳，有白蟲出盡則愈、風家不可食、

青魚胆　苦寒、點暗目、消赤腫、吐喉痺痰涎，以汁灌鼻中、目疾由血虛者不宜用，服朮者不可食青魚肉、

鱖魚胆　苦寒、治骨鯁竹木刺入喉中，或入臟府痛刺，以一皂子煎酒温呷，得吐則出，未吐再服，臘月收懸北簷下乾收用、

鯽魚　甘、温、　主胃弱不下食、温中下氣、止下痢、腸痔、生搗、塗惡核腫毒不散、　諸魚屬火、獨鯽屬土、有調胃實腸之功、腸風下血、活鯽一大尾、去腸留鱗、五倍子末填滿、泥固煅、酒服一錢、　忌沙糖生蟲、芥菜成腫、猪肝、雞、雉、鹿、生腫毒、同麥冬害人、

鱧魚、一名黑鱧、俗名烏魚、甘、寒、　治濕痺、面目浮腫、下大水、療五痔、通二便腳氣風氣、主妊娠有水氣、　水土相合、故治水有殊功、

胆　甘、平、　治喉痺將死、點入少許、或水調灌之、　烏魚多食、發痼疾、

石首魚　乾者、名曰鯗、　甘、平、合蓴作羹、開胃益氣、　鯗主消食、下痢、卒腹脹不消、

頭中石魫　主下石淋、取十四枚、當歸等分、水二升、煑一升、頓服、并治諸淋、

魚鰾膠　甘、鹹平、燒存性、治婦人難產、赤白崩中、產後風搐、破傷風痙、止嘔血、散瘀血、消腫毒、聚精丸、男子服之種子、魚膠白淨者一斤、蛤粉炒、沙苑半斤、馬乳浸焙、忌魚及牛肉、

鱓魚　甘、大溫、補中益血、療虛損、產後惡露不斷、血氣不調、羸瘦、止血、除腹中冷氣腸鳴濕痺、氣逆十二風邪、濕風惡氣、久痢腸滑、

血　治口眼喎斜、同射香少許、左塗右、右塗左、止即洗去、滴入耳治聾、滴鼻治鼻衄、

頭　百蟲入耳、燒研、綿裹塞之、立出、　鱓得土氣專厚、能補氣益血、通血脈、故溫痺風邪、皆以治之、同黃芪能益氣力、虛熱者、不宜食。

鰻鱺魚　甘平、有毒、　治傳尸疰氣、勞損、煖腰膝、益陰起陽、治濕腳氣、腰腎間濕風痺、常如水洗、主痔瘻、殺諸蟲、　腸風人宜常服、並小兒疳勞及蟲心痛、骨最殺蟲、燒辟蚊、

烏賊骨　鹹、微溫、入肝家血分、　治女子赤白漏下經汁及血枯傷肝、吐血、下血、血瘕、治驚氣入腹、腹痛環臍、丈夫陰中腫痛、女子小戶嫁痛、治眼中熱淚、一切浮翳、研末和蜜點之、同蒲黃末傅舌腫血出如泉、同槐花末吹鼻、止衄、　益陰氣、故能通能止、　經閉有有餘不足二

證有餘者、或寒或氣或積有所逆、此發于暫、或痛或實、可用通劑、不足者、衝任内竭、其證無邪、用此味主之、 崩漏帶下、亦有有餘不足之分、有餘者濕熱所乘、不足者肝腎傷衝任之氣、不能約制也、此味益陰氣而肝之藏血者、得司其運化出納之職矣、

介部

龜板 甘平、中濕者有毒下甲良、入腎、 主治補陰氣血不足、去瘀血、破癥瘕痃瘧、止血痢濕痺、四肢重弱血痳痺、續筋骨、補心腎、除骨中寒熱、女子漏下赤白小兒顖門不合、 陰中有陽能通任脉、會督、故益腎氣溺、治大人小兒中風不語、少許點于舌下、

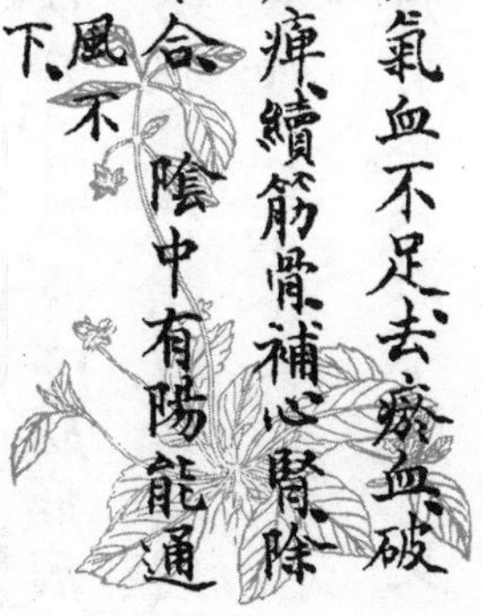

鱉甲　鹹平、入肝、益陰補氣、除老瘧。勞瘦骨熱、除心腹癥瘕堅積。血瘕腰痛。小兒脇下堅、勞復、女勞復、產後陰脫、去息肉、陰蝕、痔核、益陰氣、虛勞未有不由瘀血者。瘀血未有不由肉傷者。此味以通瘀為滋補。故勞瘦骨蒸。非此不除、更治脚氣、足為三陰所起、三陽所歸、陰不足不能上召乎陽、則陽失所守不能下而和陰之滯、故陰瘀于下、陽逆于上、而為脚氣、

血　塗脫肛風中、血脉口眼喎斜、小兒疳勞潮熱、　龜鱉皆主任脉、龜能合任于督、得真陰之元、鱉以眼聽、專精肝竅、合于任脉、附足厥陰為生化之原之義、　陰虛胃弱泄瀉者、勿

用。嘔惡等證咸忌。

牡蠣　鹹平、微寒、入足少陰、厥陰、少陽經、　益腎清熱、固精收濇。氣虛崩帶、斂虛汗。止虛熱渴、除煩滿、心脇下痞熱堅滿、除留熱左關節、營衛虛熱、去留不定、利水濕、化老痰、軟積痞、消疝瘕、治遺精赤白濁。便數不禁。　能召陽歸陰、故收濇。能化陰清陽、故軟堅。皆是補陰氣之功、　虛寒者量用。

真珠　甘寒、　清心安魂魄。明目去瞖、去小兒驚熱、解痘毒、治難產、下胞衣、子死腹中、　大益肝藏陰中有陽、

海蛤粉　鹹平、　治喘息嗽逆、化痰、解結軟堅、愈心脾疼痛、消水腫、利小便、止遺精白濁、婦人血病、治癩疝、消瘿核、散腫毒、

宅元陰之氣、而陽之浮者自降、陰陽之鬱積者自消、而行其生化、　氣虛有寒者當之、　蛤肉尤勝、近海邊方有之、

蚌粉　微鹹寒、　治反胃心胸痰飲、用米飲服、解熱燥濕化痰消積、止白濁帶下、　痰飲嗽不得寐、用蚌粉瓦焙、炒紅、入青黛少許、淡虀水滴麻油數點、調服二錢、

田螺肉　甘大寒、　去腹中結熱、利濕熱、噤口痢、小便不通、小腹結硬、水氣浮腫、下消渴、肝熱目赤、　噤口痢、用大田螺二枚、搗爛入射香三分、作餅烘熱貼臍間、半日即思食、　小便不通、腹脹如鼓、生搗入鹽貼臍下一寸三分、即通、　同大蒜車前等分搗膏貼臍上、治水腫、水從小便下、　消渴而小便

數者、下消也、用糯米二升、煑粥一斗、冷定、入活田螺三升、在內待食粥盡、吐沫出收飲之、立效、

殼　甘平、治心脾痛、反胃吐食、

白螺螄殼 年久者良、甘寒、　治痰飲積反胃脘痛、反胃膈氣痰嗽、並為末酒服、

蚶 一名魁蛤、一名瓦壟子、　甘鹹平、　消血塊、化痰積一切冷氣、血氣癥癖、連殼燒醋淬用、並治小兒走馬牙疳、

禽部

雞 黑黃雌者良、　甘酸溫平、　治男女虛羸沉困、少氣小腹拘急心悸、胃弱消渴飲水、脾虛滑痢、　屬土而有金木火時珍謂專屬

風木誤也、黃黑雌者、更能歸水土以益陰、

烏骨雞 甘平、補虛勞羸弱、女子崩帶、一切虛損、受水火之精氣故治

內金 肝腎血分、甘平、治洩痢小便頻遺、止泄精尿血崩帶反胃消食、

雞屎白 微寒、治鼓脹並轉筋入腹、中風失音、風痺下氣、利小便、

雞卵 甘平、清氣補血、多食壅氣、

白 甘微寒、治目熱赤痛、除心下伏熱、和赤小豆塗丹毒、頤腫、湯火傷、

產後血暈不知人、荊芥末二錢、調服、

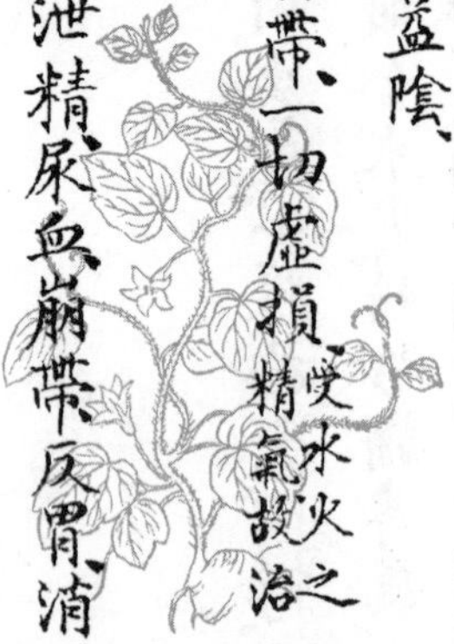

黃 甘、溫、 治娠婦漏血不止、用十四枚、酒二升、煑如餳服之、入酒中攪勻同煑、即如餳也、 治小兒熱瘡、用熟雞子黃五枚、亂髮如雞子大、熬之、液出取置椀中、以盡爲度、塗瘡上、以苦參末、糝之、

鴨 老者良、嫩者有毒、 甘冷、 補虛除客熱、和藏府水道、

血 鹹冷、 治解中砒霜毒、又卒中惡死、及鹽鹵毒、達氣散結、

鶉 甘平、 補五藏、益中續氣、實筋骨、消結熱、止洩痢、小兒疳痢五色、常食之效、 治鼓脹、四肢骨立、穀食不下、食之、小便下白液、數次乃愈、先必昏暈雨汗、

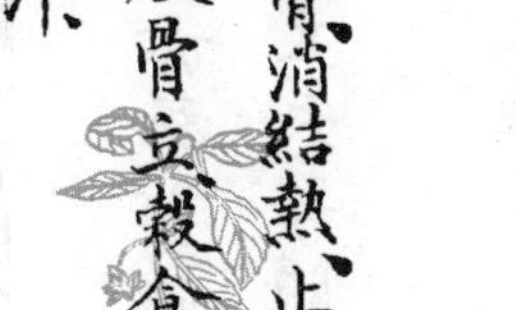

白鴿　鹹平、解百藥毒、

卵　解瘡毒、痘毒、預解痘毒、雖出亦稀、白鴿一對、入竹筒封置厠中半月、以辰砂三錢和丸綠豆大、每服三十丸、三荳飲下、

屎 名左盤龍、　辛、溫、治陰証腹痛、面青、一味酒下、傅反花瘡毒、

雀卵　酸、溫、下氣、治男子陰痿、強之令熱、多精有子、女子帶下、便溺不利、除疝瘕、

雀屎 一名白丁香、　苦、溫、微毒、和首生男子乳、點風熱目瞖肉、赤脈貫瞳子、即消、和蜜丸治癥瘕、出癰疽頭、陰虛火盛者、忌之、

夜明砂 即蝙蝠屎、惡白歛、白微、　辛、寒、治腹中血氣、破寒熱積聚、除驚悸、

治疳、治目盲障翳、瘰癧、治小兒疳病、本于胎毒者、以此下之、是物不爲血氣之陰邪所轉、故能破陰翳之邪、

鵜鶘油（俗名陶鵞）鹹溫滑、塗癰腫、治風痺、透經絡、治耳聾、性走能引諸藥入病所、拔毒、

巧婦鳥窠（即鷦鷯）治膈噎、（燒灰酒服、神效、）

五靈脂（寒號蟲　惡人參）甘、溫、入足厥陰少陰經、主通利氣脉、治男女一切心腹脇肋少腹諸痛、身體血痺刺痛、血凝齒痛、女子經閉、並經水過多、赤帶不絕、胎前產後血氣諸痛、小兒疳疾、殺蟲、產後血暈、用二兩半生半熟、每服一錢、白水下、口噤者挖開灌之、入喉即愈、　酒下治胞衣不下、惡血沖心、　同黃芪治

吐血嘔血、血妄行入胃、吐不止、　五疳潮熱、肚脹、髮焦、五靈脂一兩、胡黃連五錢、雄猪胆汁丸黍米大、每服二十丸、米飲下、　此物秉陰陽出入之氣、展轉化道、治血能行能止、又能治風、風藏固血臟、蓋其要在通利氣脉、故能調風和血、有陰陽化道之功、世人類以決瘀行滯之劑、視之非也、除風昔故殺蟲、木從土化也、

獸部

白馬陰莖　甘、鹹、平、　治傷中絕脉、陰不起、強志益氣、長肌肉、益丈夫陰氣生子、　腦　治青腿牙疳、黃酒冲服、

脛骨　甘、寒、　除陰火、

懸蹄　甘、平、治腸癰下瘀血、殺蟲、

通　微温、止吐血、下血、金瘡出血、崩中、仲景柏葉湯中用之、治吐血不止以其歛氣而收血也、

黄牛　甘、温、安中益氣、養脾胃、去滓煉液名霞天膏治一切風痰留宿飲癖塊、各加引用之、

乳　甘微寒、補虛羸、養心肺、解熱毒、反胃熱噦、潤腸澤膚、

髓　甘、温、補中、填骨髓、續絶傷、平胃、通經脈、

胆　苦、大寒、釀南星末陰乾、治驚風、脾胃虛寒者忌之。

喉　白水牛者良、治反胃吐食、藥物不下、大便不通、取一具去兩頭節、并筋膜及黑片、醋浸炙數次、陳米飲下一錢、

牛角䚡　苦、温、下瘀血、帶下、血崩、血痢、

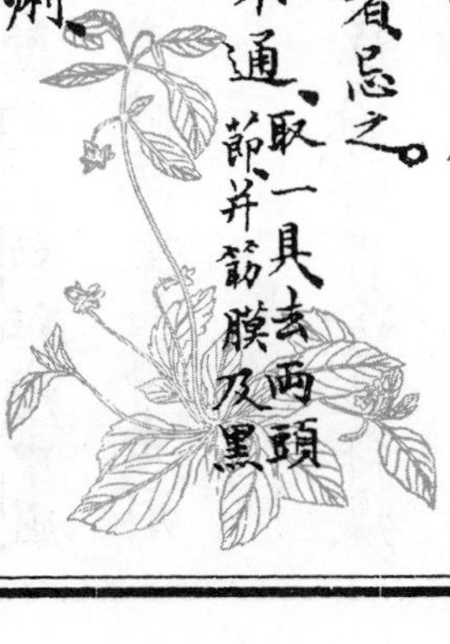

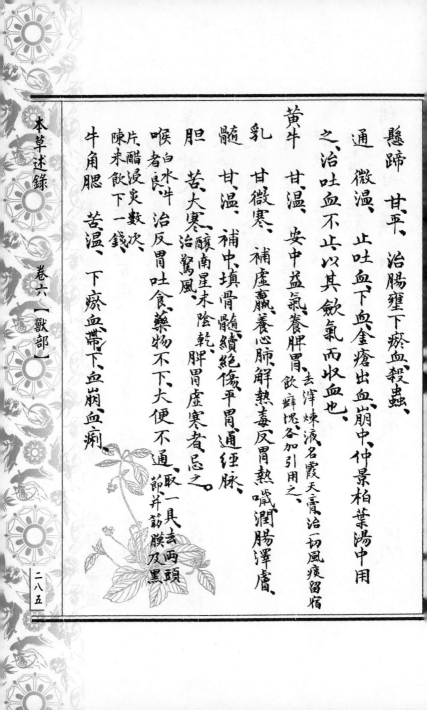

牛黃　苦涼、益肝胆、清心化熱、利痰、驚癇、寒熱狂痓中風失音口噤、小兒百病、中藏昏冒不語者、此爲主藥、由形歸氣、由氣歸精、心肝二藏、專致其用、

羊　甘大熱、補中、益氣、虛勞寒冷、產後虛羸、脾胃冷氣作痛、寒疝、

乳　補虛冷、潤心肺、利二便、乾嘔、反胃、

腎　主腎氣精枯陽敗、

肝胆　並苦寒、主目疾、胆汁通大便、

脛骨　主筋骨攣痛、固齒、治赤白濁、

猪肚　甘微溫、補中益氣、止渴、斷暴痢、虛弱小兒疳蚘、

心　忌吳萸　甘、鹹平、　治驚邪、憂恚血氣驚恐恍惚、　多食傷心、

心血　治痘瘡黑陷倒靨、入冰片少許、能引藥入心經、

胆　苦、寒、清心、涼肝脾、大便不通、殺疳蟲、酒服治小便不通、能和陰、

肝　苦、溫、補肝明目、止休息痢、同杏仁童便用、

肺　甘、微寒、治肺虛嗽血、蘸苡仁末食之、

腸　甘、微寒、潤腸、治燥、調血痢、臟毒、去大小腸風熱、

多食動冷氣、

腰子　鹹、冷、腎虛熱者宜之、久食傷腎、

脂　甘、微寒、潤肺、散風熱、利血脈、腸胃、通二便、

乳　甘、鹹寒、　治小兒驚癇、初生小兒頻滴之、以代乳、免驚癇痘疹之患、同硃

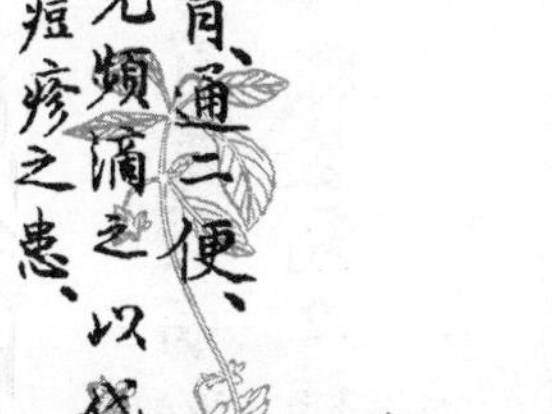

砂牛乳、治月內胎驚、

猪膏 甘寒、解腎熱、 除肚脂外、皆有毒、發病動風作熱、

狗

忌蒜、有小毒、鹹酸溫、 補胃氣、壯陽道、暖腰膝、益氣力、補陽虛、虛寒瘧疾、

胆 苦平、 治鼻齆、鼻中息肉、納耳中、治聤耳、除積破血、治反胃殺蟲、

陰莖 鹹平、 主陰痿、女子帶下、 內熱多火、陰虛咸忌、

驢乳 甘冷利、 治氣鬱、解小兒熱毒、不生痘疹、浸黄連、治風熱赤眼、

陰莖 甘溫、 強陰壯筋、

溺　辛、寒、有小毒、　治反胃噎病、殺蟲、狂犬咬傷、吐者单服、噎者於四物内加用、

阿。膠　甘平、入手太陰、足厥陰少陰經、　治陰氣不足、虛勞咳嗽、喘息、肺痿、一切血病、女子血枯崩漏。經水不調無子。胎產諸疾、除風潤燥。化痰清肺。利小便、調大腸、　肺貫心脉而行呼吸、腎脉入肺中、肺挾腎脉以下降、入心生血、肺氣傷則心火亢、火亢則金愈衰、離中之坎不能合于金以化血而真氣愈不足、此物益肺元、調肺氣、則肺合于心為生血之化原、故舉血証皆能治之、且陰裕而陽乃得化、陰降而陽隨以歸命門以神三焦之用者、皆在此、由血而至于氣也、心包主血、肝藏

血、火息風平、故血不病。和膻中之氣化以歸命門。又達真陰之化醇以歸血海。故順逆之血病。無不療也。然治內虛之風。不治天表之風化。炎上火化之痰。非概治濕滯之痰。治陰氣不守之喘。非治風寒濕滯上壅之喘。治傷暑熱痢之血。非治濕鬱化熱之痢。治血涸血污之四肢酸痛。不治外淫所傷之痛。治虛損之吐血。不治暴熱為患。外感抑鬱。或怒氣上厥之吐衄。

虎骨　辛、微熱、　治筋骨毒風攣急、屈伸不得、走注疼痛、追風健骨、並止驚癇、温瘧、諸痺、腰痛、　金木不相構、則升降息而氣立孤危、故靜風必藉金、非漫取其相制也、兼能益血、

肚　治反胃、吐食、　睛　治驚癇

犀角有花者、為通犀、為上。純黑無花者為下。生者可用、酸苦鹹寒、入陽明經、辟百毒、瘟疫毒、鎮心神、治煩熱入心、狂言、熱悶、吐血、衄血、傷寒發斑、畜血、風毒攻心、小兒驚癇、痘疹、內熱、黑陷、化瘡腫膿血、上焦蓄血、入胃而散心之用、孕婦勿多服。能消胎氣。

熊胆能辟塵者真、苦寒、去瞖開盲、塗惡瘡痔漏。小兒風熱驚癇、殺疳蟲、開氣血之為邪結者、通行經絡　目病不因疳証、及痘後者多虛不可用。有宿痰者不可食熊肉、終身不愈。

羚羊角　鹹寒、入肝、　明目益氣、起陰、治濕風注毒、伏在骨間、筋攣骨痛、安心氣、定驚駭、狂癇、一切熱毒風、惡血注、下熱毒、血痢、降肝火、鬱煩、解邪惡、鮮毒、　虛而無熱者不宜、伐生生

之氣、

鹿茸（畏大黃、忌桃李、）甘鹹溫、入手足少陰厥陰經、峻補陰氣、生精益髓、強志健骨、療虛勞洒洒如瘧、一切羸弱、或耳目虛眩泄精溺血、崩帶石淋、

麋茸　甘熱、補陽氣、健骨、扶陰痿冷風疼痛、益陰、

鹿角　鹹溫、補陰氣骨虛勞極、補絕傷、秘精髓、除腰脊痛、妊娠腰痛下血、活瘀和血、女子胞中留血不盡欲死、墮胎血瘀血閉無子、　治奶吹腫痛、（鹿角末酒調服一錢、）

麋角　甘熱、治同茸、但差緩、　煎膏與鹿角膠同功、　鹿孕子于仲秋、而生于春、是受氣于陰成形于陽也、麋孕子于

仲春而生于秋，是受氣于陽，成形于陰也。鹿角解于夏至，陰之進氣也。麋角解于冬至，陽之進氣也。以革故爲鼎新，鹿體陽而所受之精氣在陰，麋體陰而所受之精氣在陽，故陰陽進氣之候，各具之精氣即應之。

鹿角膠　甘溫，治傷中勞絕羸瘦，補中益氣。一切肝腎虛損。腰膝痠痛，尿精血，吐血，下血，女子血閉，崩漏赤白，安胎。

鹿角生用散熱行血，消腫辟邪。熱用益腎補虛強精活血。膠則專于補益。

霜　治陽虛，小便不禁，及便數。

髓　治傷中絕筋脉，補陰強陽，塡髓壯筋。

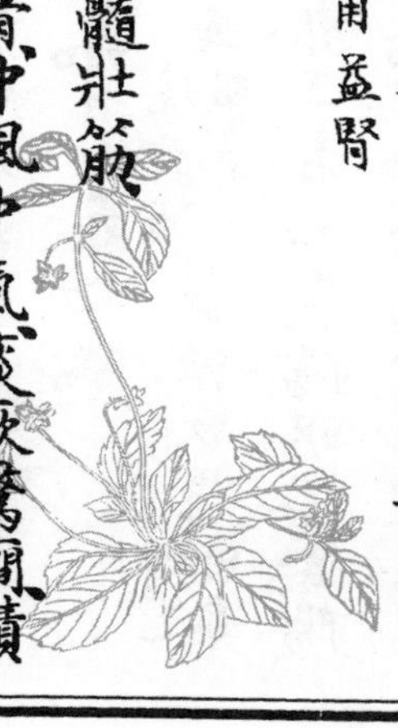

麝香[illegible]辛、溫、通諸竅，開經絡，透肌骨，中風，中氣，痰厥，驚癇，積

聚癥瘕、産難、殺藏府蟲蝕、一切癰疽、膿水、消瓜菓積、酒病勞怯人、及孕婦忌佩帶。不可近鼻。有白蟲入腦。

猬皮苦、平、有小毒、治五痔、陰蝕、下血、燒灰酒服之、並治反胃。猬之用專在大腸、故治痔病為多、痔之為病、大都燥、濕、熱、三者而已、陽明燥金、陽盛趨陰而陰虛。不能與之合、故為燥。如房勞、或勞力、更兼胃中酒食積毒、歸于大腸、以乘其陰虛之燥、則隨火化以傷血。以致收氣不得其職。經脉橫解。濁氣污血、流注肛門。此燥與熱合。熱因與濕合也。陽不得陰以收淫而為熱。陰即不得陽以化淫。而為濕痔之初。但顯燥證、如便濇作痛、後漸顯濕證、濁氣污血流注肛門腫痛、堅塊之類、燥者病之本。濕者病之

標。熱則病乎標本之中、熱合于燥為氣傷、熱合于濕為血傷、
食其肉、當去骨淨、誤食令人瘦劣、諸節漸小、

鼠　牡者入藥、甘微溫、　治諸瘡瘻、

胆　點目、治青盲雀目不見物、滴耳治聾、

兩頭尖　甘、微寒、治男子女勞復陰易、通女子月水、下死胎
研末服、治吹奶乳癰、　陰易女勞復、用十四枚、韭根一大把、
水煎溫服、得粘汗為效、未汗再服、　乳癰初起、取七枚研末、
溫酒服、取汗即散、已成者同黃連大黃等分為末、黍米粥清
和塗四邊即散、　能導陰氣使之化、

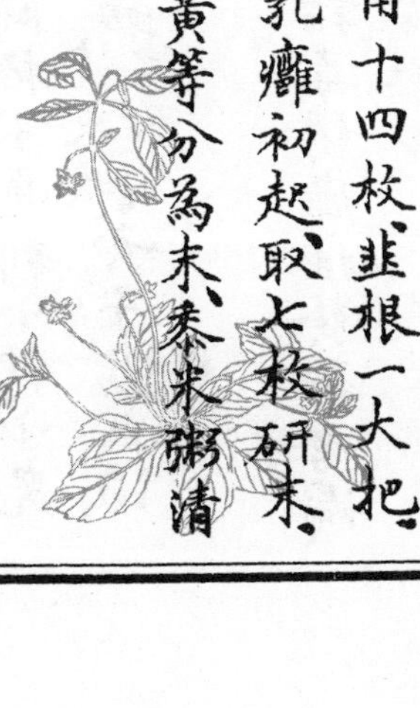

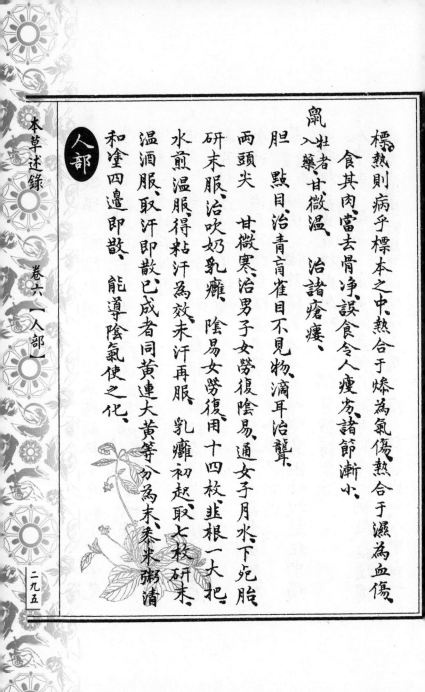

髮　苦，微溫，補陰血，消瘀血，治五癃，關格不通，利小便，小兒驚熱百病，止血暈血悶，金瘡傷風，鼻衄燒灰吹之即止，女子漏血，溫酒服一錢以皂角水洗淨入罐內燒存性用。

人中黄　苦，寒，治時行大熱狂走，解諸毒，傅癰疽發背瘡漏，新者封疔腫，一日根爛。

金汁　治天行時熱，陰虛烯熱，新汁治諸毒，辛惡熱悶欲死者，水和服，名破棺湯。

人尿童子者佳，鹹，寒，滋陰降火，治勞熱咳嗽，鼻洪吐衄，熱狂中暍，並撲損瘀血，產後敗血攻心，　脾胃薄弱者忌。

人中白　鹹，平，　主鼻衄，並傳尸熱勞，肺痿心膈熱，羸瘦渴疾，及膚出汗血，口齒生瘡，走馬牙疳，　諸竅出血，人中白一

團如雞子大、絲綿五兩、燒研、每服二錢、溫水服、 又方、鼻衄不止、人中白、新瓦熇乾、入麝香少許、溫酒調、立愈、汗血同、

秋石 鹹、溫、滋腎水、養丹田、返本還元、歸根復命、安五臟、潤三焦、消痰咳、退骨蒸、

製法 秋月取人尿二三石、入鍋桑柴緩煎、收鍋岸有塗竹刀掠下、以竹枝頻攪、不使沸滾、俟乾成滓、即去薪緩火焙燥、分置罐中、上餘空二寸許、磁器蓋覆封固、養火一周、其藥漸生、輕盈如雪、或成五色、或象物形、此屬上乘、密貯銀器、藏靜陰處、否則風化成水、復須升養、仍結如霜、但少堅實耳、又製既濟元黍法、選端潔童男女各認溺器、取分煉成如前法、再

取溺器白垽晒焙令乾、先置如垽于銀釜之底、次放男秋石次置女秋石、次置男垽上餘二寸許、六一泥封固、三方火溫養七日、粒二丹紅、紅交結釜頂此更屬無上乘藏貯亦如秋石法、或時復養三五日、

乳汁 甘、鹹涼、 榮五藏、明目安神、滑利關節、止消渴、血虛有熱、澤皮膚潤肺、 虛寒滑泄、不思食者、不宜。

紅鉛 鹹平、 治男婦氣血衰弱、痰火上升、虛損癱瘓、中風不語肢體疼痛女子經閉等證、

月經衣 治熱病勞復、女勞黃疸、霍亂困篤、小兒驚癇

紫河車　甘、鹹、溫、　治男女一切虛損勞極、癲癇症、失志恍惚、安心養血益氣補精、　陽盛陰虛者不宜。

胞衣水　辛、涼、　治小兒丹毒、諸熱毒、寒熱不歇、狂言妄語、頭上無辜髮豎虛痞等症天、行熱病、飲之立效、反胃久病飲一鍾、當有蟲出、

本草述錄卷六終

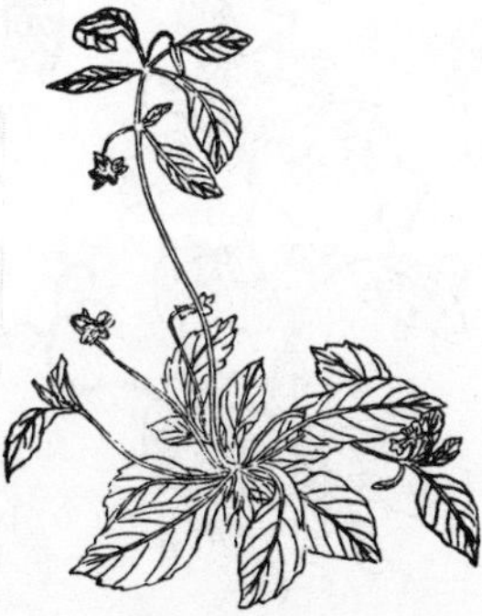

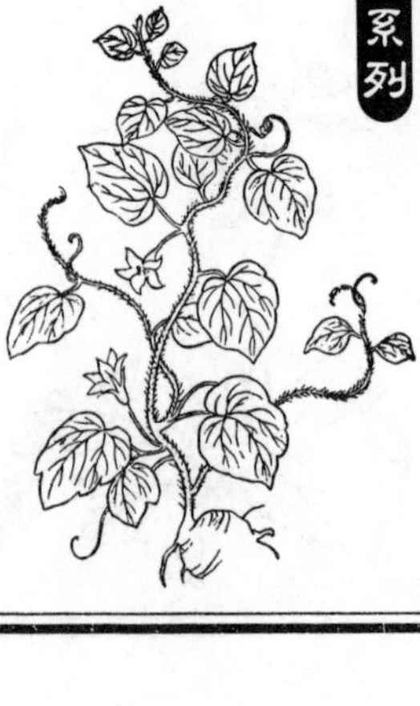

本草述錄附錄

丙戌年文興增錄、文字取自《臟腑藥性論診脈訣》（林恭箴）

五色所主

青色主肝。赤色主心。
黃色主脾。白色主肺。
黑色主腎。

五味所入

酸入肝。苦入心。甘入脾。
辛入肺。鹹入腎。淡入胃。

五味所走

酸走筋。苦走血。甘走肉。
辛走氣。鹹走骨。

五味所養

酸養筋膜。苦養血脈。
甘養肌肉。辛養皮毛。
鹹養骨髓。

五味所主

酸主收。苦主泄。甘主緩。
辛主散。鹹主軟。淡主滲。
滑主利。澀主斂。

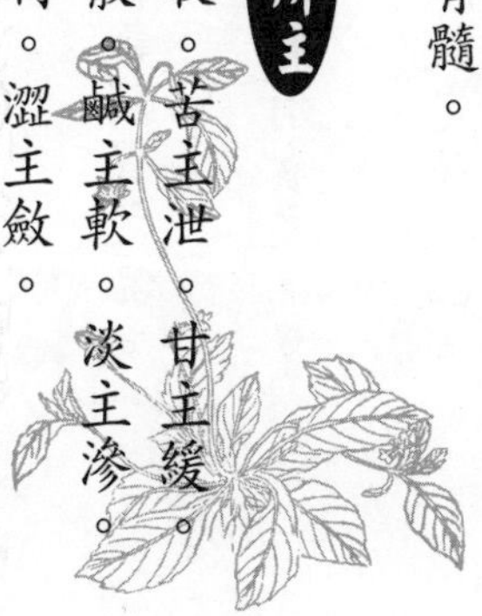

臟腑用藥

◎**氣藥**

厚樸、腹皮——
主治氣滿，爲平胃寬脹之品。

香附、烏藥——
主治氣鬱，爲快滯散結之品。

木香、檳榔——
主治氣壅，爲調中降下之品。

桔梗、陳皮——
主治氣膈，爲升持開散之品。

蘇梗、枳殼——
主治氣逆，爲寬胸利膈之品。

枳實、青皮——
主治氣結，爲開胃瀉肝之品。

荳蔻、砂仁——
主治氣滯，爲溫上行下之品。

藿香——
爲和氣開胃之品。

蔔子——
爲下氣消食之品。

沉香——
爲降氣定痛之品。

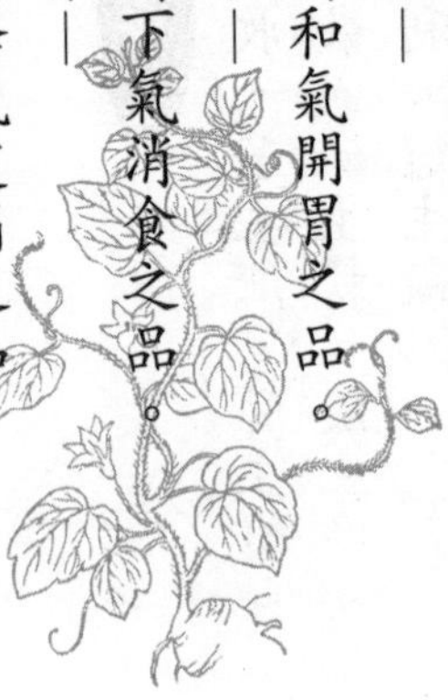

◎**血藥**

赤芍、地榆——
主治血熱，爲涼血清肝之品。

靈脂、元胡——
主治血痛，爲活血化滯之品。

紅花、桃仁——
主治血滯，爲行血破瘀之品。

三稜、莪朮——

主治血積，爲消血破氣之品。

槐花——爲大腸涼血之品。

蒲黃——爲脾經止血之品。

柏葉——爲清上斂血之品。

蘇木——爲行下破血之品。

◎肝藥

丹皮主益肝，爲清血行氣之品。

續斷主涼肝，爲調血續筋之品。

生地主清肝，爲涼血養心之品。

熟地主溫肝，爲補血滋腎之品。

天麻主緩肝，爲益血養膽之品。

當歸主補肝，爲養血潤榮之品。

川芎主緩肝，爲助血流行之品。

白芍主平肝，爲斂血補脾之品。

首烏主斂肝，爲滋陰收脫之品。

山茱主助肝，爲寧神固精之品。

木瓜主瀉肝，爲舒筋收氣之品。

益母主疏肝，爲活血散滯之品。

大棗主養肝，爲補血助脾之品。

◎心藥

丹參主清心，爲靈神調血之品。

茯神主補心，爲助神生氣之品。

棗仁主養心，爲安神補血之品。

柏仁主潤心，爲養神滋腎之品。

菖蒲主開心，爲通神利竅之品。

遠志主疏心，爲開竅豁痰之品。

竹葉主涼心，爲徹熱陰煩之品。

燈心主滌心，爲導上滲下之品。

◎脾藥

人參主補脾，爲生氣助陽之品。

黃耆主助脾，爲固氣實表之品。

茯苓主健脾，爲養氣益肺之品。

白朮主潤脾，爲助氣除濕之品。

甘草主緩脾，爲和氣溫中之品。

芡實主實肝，爲益氣助胃之品。

扁豆主醒脾，爲順氣和胃之品。

薏苡主助脾，爲抑氣舒筋之品。

神麯主平胃，爲解麩散積之品。

◎胃藥

山楂主疏胃，爲消肉食滯之品。

麥芽主開胃，爲解麩散積之品。

車前主養竅，爲治痰瀉熱之品。

木通主通氣，治熱瀉火瀉之品。

澤瀉主導水，治虛瀉腎瀉之品。

豬苓主利脾，治水瀉濕瀉之品。

蓮肉主啓脾，爲養胃厚腸之品。

桂圓主滋脾，爲益血生津之品。

◎肺藥

沙參主助肺，爲清熱補陰之品。

石斛主益肺，爲清氣強腎之品。

甘菊主清肺，爲和氣明目之品。

山藥主補肺，爲助氣健脾之品。

百合主養肺，爲補氣和中之品。

桑皮主利肺，爲疏氣滲熱之品。

紫苑主滋肺，爲涼血潤燥之品。

款冬主安肺，爲順氣寧嗽之品。
兜鈴主涼肺，爲抑氣止嗽之品。
麥冬主潤肺，爲涼氣生津之品。
天冬主保肺，爲平氣滋腎之品。
杏仁主抑肺，爲破氣利竅之品。
五味主斂肺，爲固氣益精之品。
訶子主泄肺，爲清音澀腸之品。
烏梅主收肺，爲止嘔除煩之品。
阿膠主調肺，爲養榮安胎之品。

◎腎藥

玄參主潤腎，爲和血抑火之品。
龜甲主養腎，爲助血補陰之品。
枸杞主滋腎，爲補血添精之品。
兔絲主固腎，爲益氣補脾之品。
牛膝主益腎，爲活血強筋之品。
杜仲主堅腎，爲調氣續骨之品。
角膠主補腎，爲壯精益血之品。
骨脂主煖腎，爲溫經止瀉之品。
蓯蓉主壯腎，爲扶陽固精之品。

◎驗痰法

寒痰清　溫痰白
風痰鹹（外感）　熱痰黃
火痰綠　食痰粘
酒痰穢　驚痰結
鬱痰濁　虛痰薄
風痰涎（膽風）　老痰膠
頑痰韌　結痰悶

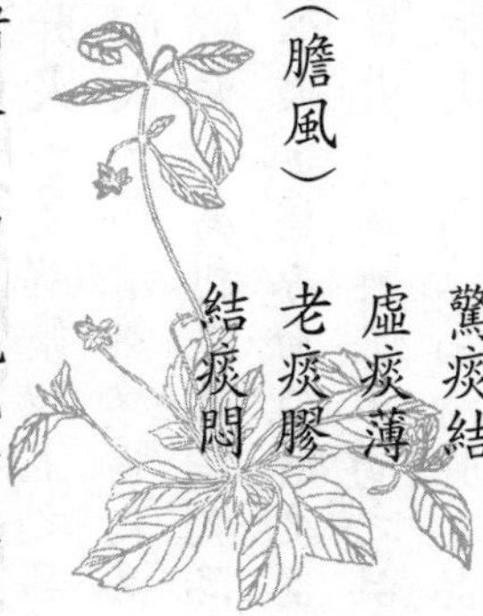

◎痰藥

橘紅主諸痰，爲利氣化滯之品。

貝母主虛痰，爲清熱開鬱之品。
半夏主濕痰，爲燥脾逐寒之品。
花粉主熱痰，爲止渴生津之品。
南星主風痰，爲破結通經之品。
膽星主驚痰，爲益肝涼膽之品。
蔞仁主老痰，爲潤肺利膈之品。
芥子主結痰，爲寬膈行脇之品。
蘇子主鬱痰，爲利膈行喘之品。
常山主積痰，爲截瘧散邪之品。
竹茹主熱痰，爲涼膈寧神之品。
竹瀝主火痰，爲導熱補陰之品。
姜汁主行痰，爲通絡宣壅之品。
海石主豁痰，爲軟堅消結之品。
皀莢主搜痰，爲祛濁稀涎之品。

◎火藥

膽草瀉肝火，爲疏熱利下之品。
牛蒡清肝火，爲解壅理上之品。
黃連抑心火，爲清熱厚腸之品。
連喬涼心火，爲利膈散結之品。
犀角清心火，爲涼血益肝之品。
石膏退胃火，爲解肌止渴之品。
黃芩瀉肺火，爲涼膈清腸之品。
山梔降肺火，爲清胃除煩之品。
知母清腎火，爲補陰降火之品。
（知母清腎火，爲潤肺滋陰之品。）
黃柏降腎火，爲補陰降火之品。
骨皮涼腎火，爲清肺退熱之品。
滑石導六腑，爲利竅滲熱之品。
芒硝清三焦，爲軟堅潤燥之品。
大黃瀉大腸，爲去實通滯之品。
石蓮清氣熱，爲除晝鬱火之品。

胡連涼血熱，爲退夜骨蒸之品。

◎風藥

麻黃主發汗，爲散寒攻邪之品。
姜活主散邪，爲行氣疏經之品。
紫蘇主發表，爲除寒退熱之品。
薄荷主疏風，爲清陽導滯之品。
柴胡主解肌，爲清胃止渴之品。
升麻主升發，爲開提清氣之品。
白芷主達表，爲走竅宣毒之品。
防風主表邪，爲散肝行氣之品。
荊芥主疏氣，爲搜肝涼血之品。
前胡主清熱，爲開痰下氣之品。
獨活主陰濕，爲行血舒筋之品。
蔓荊主散氣，爲清肝去障之品。
靈仙主疏經，爲通氣活血之品。
細辛主祛邪，爲利竅攻寒之品。
香薷主清暑，爲除煩導水之品。
生姜主走表，爲祛邪益脾之品。
蔥頭主通竅，爲徹寒逐邪之品。

◎燥藥

秦艽主清燥，爲血熱滋陰之品。
麻仁主潤燥，爲氣熱利腸之品。

◎濕藥

蒼朮主燥濕，爲散邪平胃之品。
萆薢主滲濕，爲去濁分清之品。
防己主除濕，爲清熱通滯之品。

◎寒藥

附子主回陽，爲攻寒補氣之品。

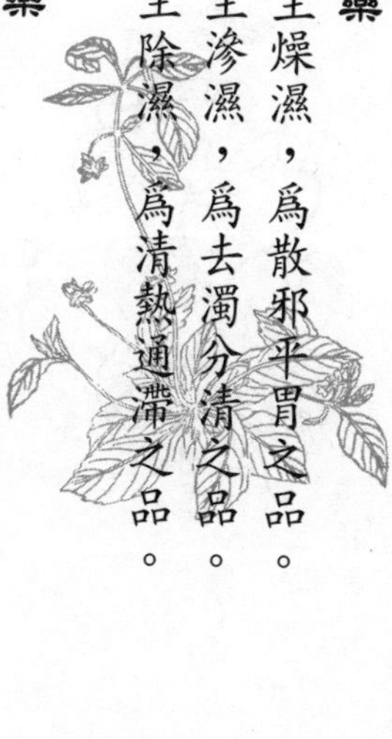

肉桂主溫經，爲通脈行滯之品。
乾姜主理中，爲復陽散寒之品。
炮姜主守中，爲扶陰退熱之品。
茴香主通氣，爲下部醒痛之品。

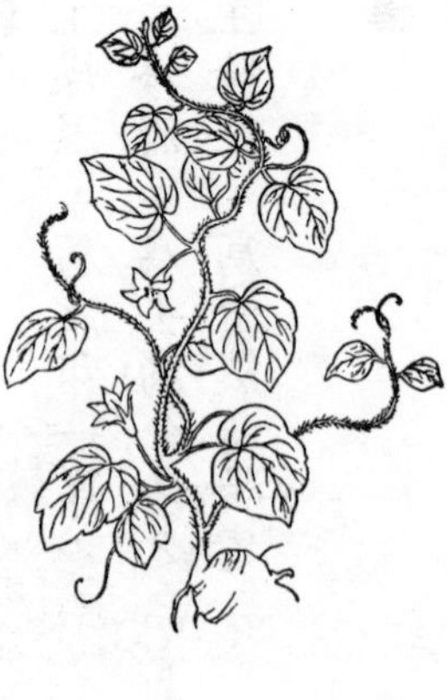

國家圖書館出版品預行編目資料

本草述錄 / 張 琦撰. -- 初版. --
臺中市：文興出版，2006〔民95〕
面； 公分. --（中醫臨床經典；18）
ISBN 978-986-82262-5-8（平裝）
1.本草
414.1　　95015560

中醫臨床經典⑱

本草述錄

LG018

出 版 者：文興出版事業有限公司
總 公 司：臺中市西屯區漢口路2段231號
電　　話：(04)23160278　傳　　眞：(04)23124123
營 業 部：臺中市西屯區上安路9號2樓
電　　話：(04)24521807　傳　　眞：(04)24513175
E-mail：*79989887@lsc.net.tw*
作　　者：張　琦
發 行 人：洪心容
總 策 劃：黃世勳、陳冠婷
執行監製：賀曉帆、林士民
美術編輯：王思婷
封面設計：王思婷
印　　刷：上立紙品印刷股份有限公司
地　　址：臺中市西屯區永輝路88號
電　　話：(04)23175495　傳　　眞：(04)23175496
總 經 銷：紅螞蟻圖書有限公司
地　　址：臺北市內湖區舊宗路2段121巷28號4樓
電　　話：(02)27953656　傳　　眞：(02)27954100
初　　版：西元2006年9月
定　　價：新臺幣280元整
ISBN-13：978-986-82262-5-8（平裝）
ISBN-10：986-82262-5-2（平裝）

本公司備有出版品目錄，歡迎來函或來電免費索取

本書如有缺頁、破損、裝訂錯誤，請寄回更換

郵政劃撥　戶名：文興出版事業有限公司　帳號：22539747